1 2 3

腳踏慢運動

瘦更快，活更久，腦力更年輕

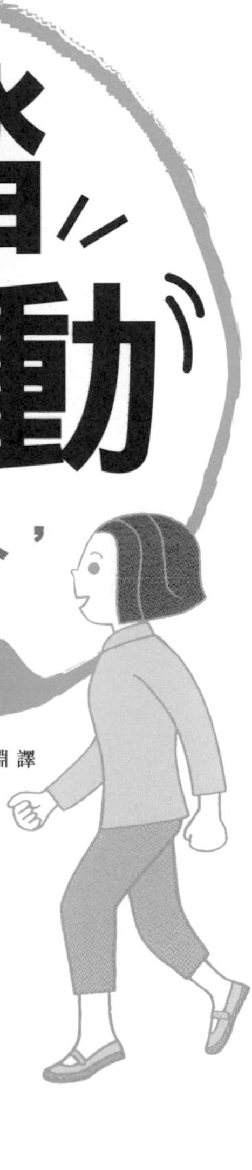

運動生理學研究室教授 田中宏曉 著｜張智淵 譯

作者序

雙腳動起來，健康跟著來

我們的生活豐衣足食、舒適方便，可說是衣食住不虞匱乏，生病也能接受適當的醫療。交通設施完善方便，還有無障礙空間，是一個能暢行無阻的環境。

這種富足的生活，多半都令我們心懷感恩。但是如今，我意識到我們失去了非常重要的事物，那就是運動。妨礙現代人健康的主要原因，大部分都是身體運動量不足。

我們在一九七〇年之前，都與大自然密切接觸，但是從一九七〇年到一九八〇年這十多年內，人類已逐漸打造出一個不用活動的世界。結果，像是糖尿病等慢性疾病持續增加。在一九七〇年之前，這在日本還是罕見的疾病，但是一九八〇年之後，病患人數便直線攀升。而肥胖、高血壓、血脂異常等疾病亦然。要治療這些慢性疾病，就少不了運動療法。此外，身體運動量不足也是造成癌症，以及大腦機能低下典型代表疾病——失智症的主要原因。

相反地，能夠愉快進行的適度運動，可以預防並治療這些疾病，讓人產生活力，並且提高大腦機能，當然還能輕易除去多餘的脂肪，恢復年輕苗條的體態。

這種運動法，就是積極地活動上天賜給我們的大肌肉，即大腿前側和腰部四周的肌肉。人類的歷史大約兩百萬年，若以兩百公尺的跑道比喻其長度，一九七〇年不過是終點前的四毫米。我們在如此短暫的時間內，都是生活在不用活動這些大肌肉的世界。登階和超慢跑是活動大肌肉的代表性運動，任誰都能樂在其中。請各位也透過適度的慢運動，來享受健康而充實的生活。

目錄

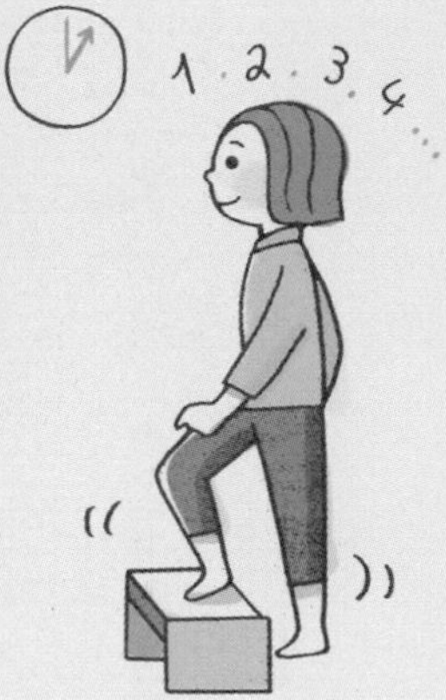

利用踏步喚醒肌肉

隨時隨地都能做的登階運動

三大效果：活化大腦、減重、改善慢性病

能夠輕鬆持續的超慢跑

為何以「能夠面帶微笑的步調」跑步比較好呢？

能夠以面帶微笑的步調進行的Q&A

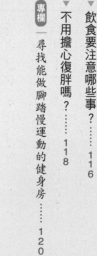

透過腳踏慢運動，獲得幸福

1 2 3

利用踏步 喚醒肌肉

踏步是登階、超慢跑的基礎。
一天抬起大腿，踏步三十次。

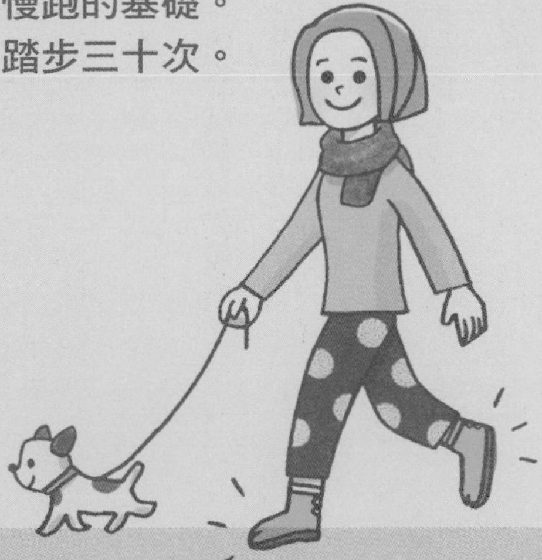

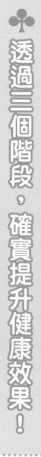

透過三個階段，確實提升健康效果！

為了保持身心及大腦健康，所以我們必須運動，但絕不需做艱辛的運動。經過科學證實，持續做能夠面帶微笑輕鬆進行的「腳踏慢運動」，就可以獲得驚人的健康效果。這和你過去習慣做何種運動完全無關，即使是除了在學校體育課外就幾乎沒運動的人，也能獲得同樣的效果。

本書要介紹的是，循序漸進地經過三個階段，將腳踏慢運動養成習慣的好處。首先，是隨時都能在家裡做的「踏步」，接著是使用台階進行的「登階」，最終目標是外出慢慢跑步的「超慢跑」。

這種萬能健身法，會令許多覺得「要我跑步不如要了我的命」的人，親身體會到「只要做這種等級的運動就夠了」的健康效果。無論如何，請從「踏步」開始跨出運動的第一步。

● 透過三個階段，養成腳踏慢運動的習慣！●

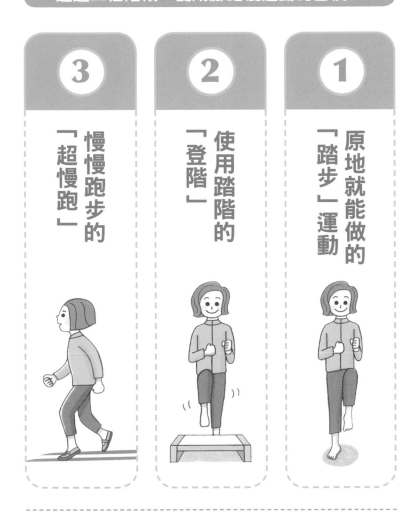

1

原地就能做的「踏步」運動

2

使用踏階的「登階」

3

慢慢跑步的「超慢跑」

等到能毫不費力地在各項運動所設定的時間內完成之後，就再進行下一項運動。在進入下一個階段後，身體也會隨之變得輕盈，並且漸漸學會如何進行腳踏慢運動。

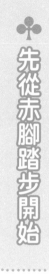

先從赤腳踏步開始

現在就馬上進行「踏步」。

首先，請打赤腳，原地踏步。一開始什麼都不要想，就是持續踏步一陣子。

這時，應該沒有人會用力地以腳跟著地的方式踏步吧！我想，大部分的人在穿鞋走路的時候，幾乎都會腳跟先著地，但若是赤腳踏步，就會發現自己會自然地從腳趾根部（即前腳掌或腳尖）著地，而這種感覺是走路和慢跑時最自然的著地方式。

就以手來說吧！我們能靈巧地操控指尖更勝於手掌；同樣地，控制趾尖也會比腳根來得更容易。為了支撐體重，使身體順暢地行走或跑步，使用自己能夠靈巧操控的部位，是最有效率的。首先，請讓身體記得這種感覺。

• 透過踏步，掌握著地的感覺 •

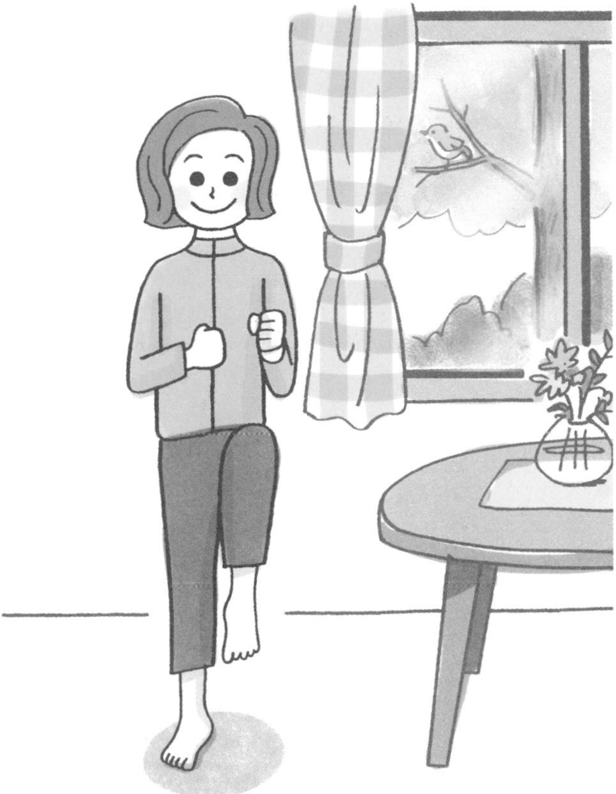

當大腦放空，赤腳踏步時，你會察覺到自己下意識地是以腳趾根部著地。請體驗這種不同於平常走路方式的感覺。

注意踏步的重點

接著，要掌握踏步的重點。反覆將股關節以彎曲六十度左右的方式進行踏步，手臂不要用力地大幅度擺動，而是將肩膀放鬆，讓雙手隨著踏步自然地擺動。腳著地時，要從腳趾根部著地；抬起腳時，也要從腳趾根部開始離地。這時，可以想像跳繩時的感覺。

一開始請以一秒鐘兩步、持續踏步一分鐘為目標。能夠輕鬆做到的人，可以再將股關節彎曲九十度，這麼一來，運動量就會變得非常大。

不過，千萬不要勉強自己。基本上，要以能夠保持微笑的輕鬆方式進行。

配合自己的體力調整步調，持續踏步。

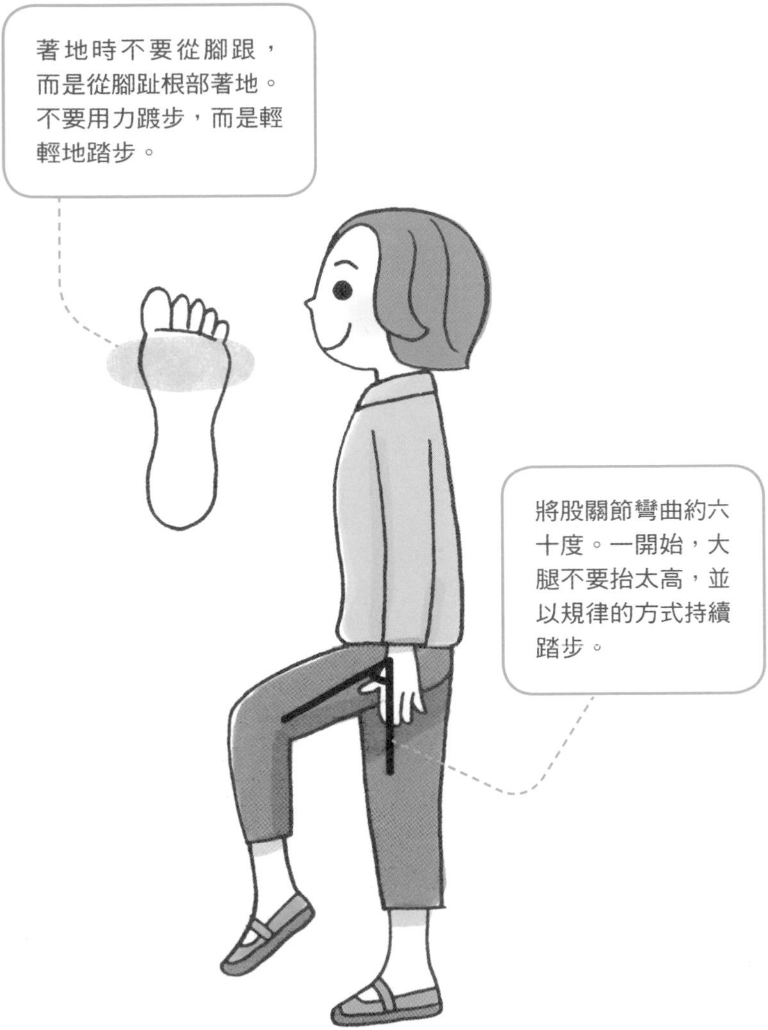
著地時不要從腳跟，
而是從腳趾根部著地。
不要用力蹬步，而是輕
輕地踏步。
將股關節彎曲約六
十度。一開始，大
腿不要抬太高，並
以規律的方式持續
踏步。

♣ 踏步的運動強度相當於打高爾夫

或許有人會認為：若是原地踏步，應該不算什麼了不起的運動吧？但是，這個看來輕鬆的動作可不容小覷。

配合秒針，以一秒鐘兩步的步調進行踏步，相當於打高爾夫或騎自行車等運動的強度。若是從股關節抬起九十度，就差不多是快步走的運動等級。對於一般人而言，養成這種等級的運動習慣，對維持健康會非常有幫助。

如果每天有空的時候，反覆進行數次為時一分鐘的踏步，身體一定會出現變化。有些人覺得為了健康，好像非做什麼不可，但卻一直沒有付諸執行。如果你就是這種人，現在就從隨時能在家裡進行的踏步開始吧！這就是養成運動習慣的最佳起點。

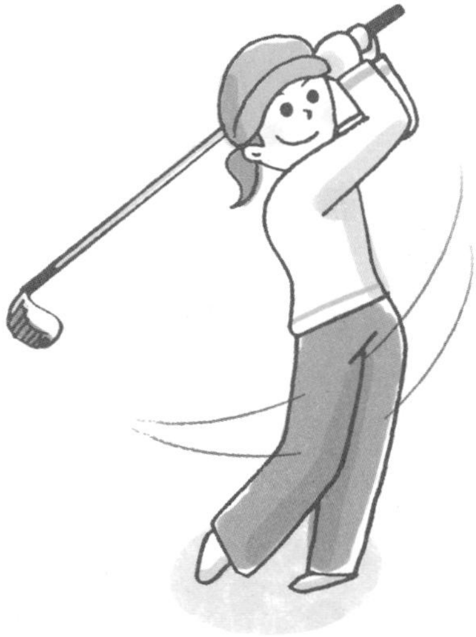

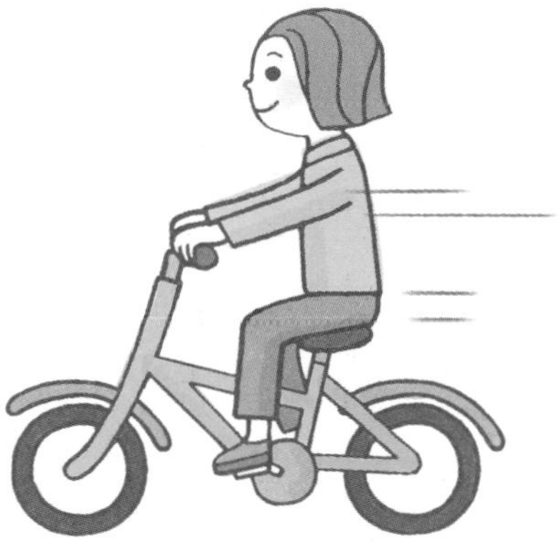

若靜態的活動等級是一，一般走路的運動強度則是它的三倍。養成這種運動量超過一般步行的習慣，是預防生活習慣病和維持健康時所不可或缺的方式。即使是以一秒一步的步調進行，踏步運動的強度也是靜止不動時的四倍，相當於打高爾夫、騎自行車，或者是水中慢步、打桌球等運動。

透過踏步，喚醒下半身的肌肉

現在，請回想你平常走路時的姿勢。你應該沒有抬起大腿吧！而且，隨著年齡增長，拖著腳步走路的人，數量更是多得驚人。

原地踏步是反覆抬起左右大腿進行的動作。透過這個動作，會刺激平常不太使用到的下半身的肌肉。更具體來說，就是大腿、臀部，以及連結上半身和下半身的腸腰肌（髂腰肌）這塊肌肉。這在全身的肌肉當中，屬特別大的肌肉，而且是用來走路或跑步的基本肌肉。隨著年齡增長，也會快速衰退。而利用踏步的方式，就可以刺激並鍛鍊這塊大肌肉。

要開始鍛鍊，讓肌肉變年輕，永遠都不嫌晚。請相信，從你開始踏出第一步的當下，肌肉就會確實「醒」過來了。

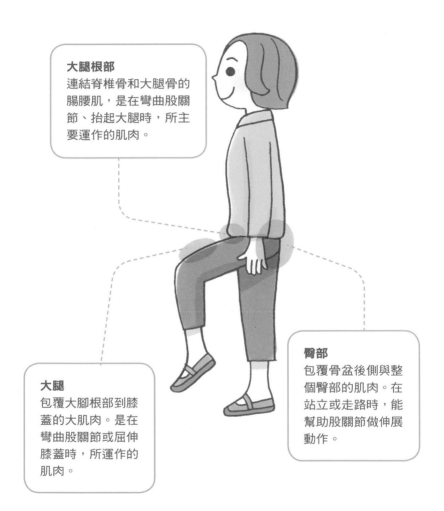

透過踏步，能夠鍛鍊這些肌肉！

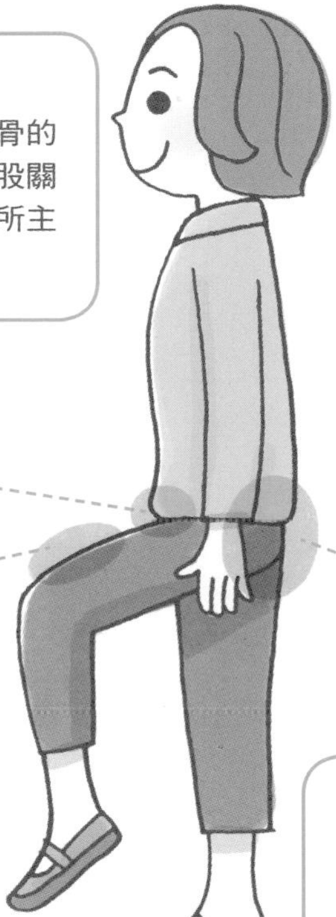

大腿根部
連結脊椎骨和大腿骨的腸腰肌，是在彎曲股關節、抬起大腿時，所主要運作的肌肉。

臀部
包覆骨盆後側與整個臀部的肌肉。在站立或走路時，能幫助股關節做伸展動作。

大腿
包覆大腳根部到膝蓋的大肌肉。是在彎曲股關節或屈伸膝蓋時，所運作的肌肉。

肌肉衰退會讓你變胖！

最新的研究發現，因年齡增長和運動不足所造成的肌肉衰退，除了會導致走路、跑步等機能下降之外，也會產生損傷肌肉或是使身體發炎的物質。

發炎物質會妨礙身體細胞吸收醣類進而轉化成能量的正常機制，也會引發動脈硬化。結果，未被吸收的醣類會變成脂肪，成為內臟脂肪等，囤積在體內。而內臟脂肪的囤積，又同樣會產生發炎物質。如此，因為肌肉衰退，再加上脂肪過度增加，在此雙重因素下，就會導致肥胖和生活習慣病。

光是大肌肉衰退，就會產生許多發炎物質。透過踏步刺激肌肉的另一個好處，就是能防止上述這種惡性循環。

• 肌肉衰退會變胖 •

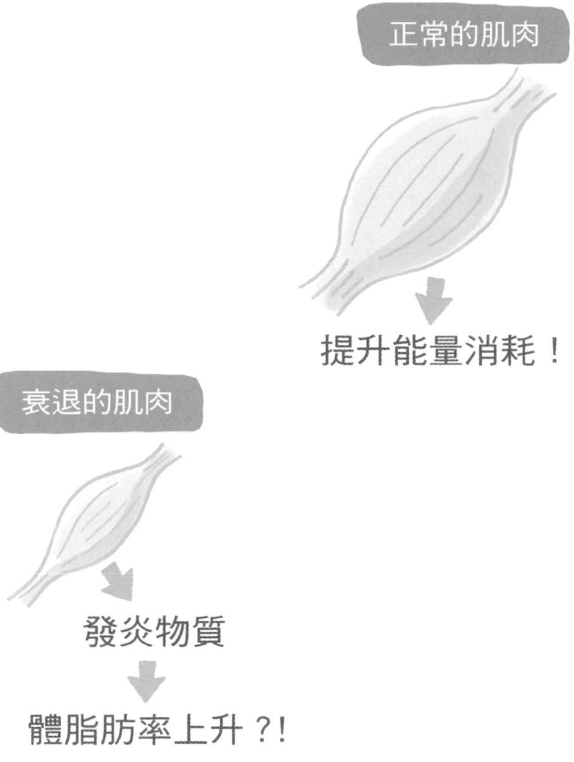

最近發現，肌肉不僅扮演了驅動身體的引擎角色，也是產生各種化學物質的組織。大量活動的肌肉會不斷消耗能量。相對地，因為長期不動而衰退的肌肉可能會產生發炎物質，妨礙醣類的代謝；或是引發動脈硬化，導致肥胖或生活習慣病。

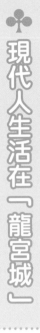

現代人生活在「龍宮城」

人類歷史大約有兩百萬年，而如今現代人生活的環境儼然是「龍宮城」（譯註：傳說中的海龍王王宮）。昔時，人類為了狩獵，或是在日落前要到達安全的地方，所以一直在快步走路或奔跑。但從三十年前開始，人類已不再需要這麼做。

因為汽車普及、交通網絡發達、電梯和手扶梯完善的便利設施，以及網路的普及等，我們已越來越少跑步和走路，說不定足不出戶也能活下去。過著這種「龍宮城」的生活，難怪肌肉會衰退。結果，造成了肥胖、疾病，以及稍後會提到的失智症患者增加等怪現象。

現在，人們必須有意識地確保並維持自身健康。想要達到這個目的，要做的事其實很簡單，只要從「踏步」開始跨出運動的第一步即可。

• 因為環境便利而不再運動的現代人 •

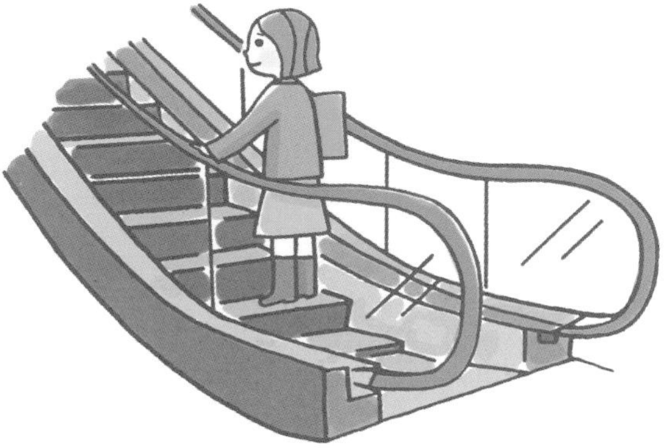

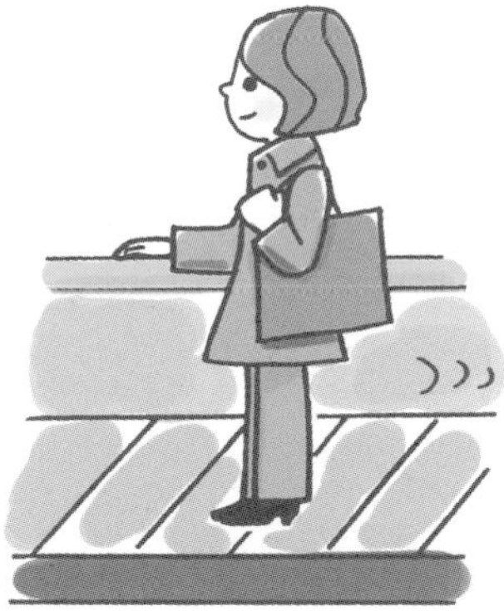

在車站搭手扶梯、在公司搭電梯似乎是理所當然的事。但因貪圖便利這樣做而不會用到的肌肉，當然會逐漸衰退。現在，我們正生活在一個如果沒有刻意養成運動習慣，就無法維持健康的時代。

每天做三十次一分鐘的踏步

在第一階段的踏步中，每天要做三十次一分鐘的踏步，時間共計三十分鐘。你可以利用日常生活的零碎時間，各做一分鐘的踏步，也可以一次持續做幾分鐘。例如，你可以邊看電視邊做，或是在看電視時，趁著廣告空檔進行踏步，這樣就能做完六至七分鐘的運動。

再者，想減重或想消除代謝問題的人，請一天做六十次一分鐘的踏步。若是將速度加快到十五秒做四十五次左右的話，就能期待達到更佳的效果。

此外，因為習慣後而覺得這樣做有點輕鬆的話，不妨試著挑戰將股關節打開到九十度，進行確實抬起大腿的踏步法，如果是這種方式，要以一分鐘做完六十至一百二十次為目標。如此一來，能對肌肉造成更大的刺激，並且消耗更多的能量。

• 邊看電視邊連續踏步 •

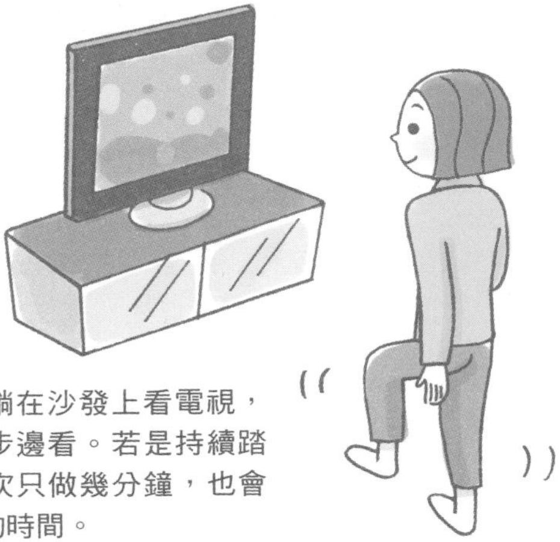

有時候不要躺在沙發上看電視，而可以邊踏步邊看。若是持續踏步，即使每次只做幾分鐘，也會累積成可觀的時間。

• 習慣之後，改成大腿抬至九十度的方式踏步 •

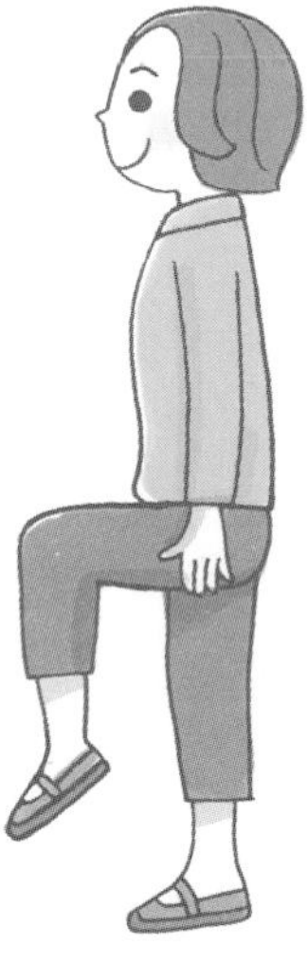

等到六十度的踏步做起來變輕鬆之後，再改成大幅地抬起大腿，將大腿和股關節間的角度打開至九十度。不要彎腰駝背，要確實地一步一步地進行踏步。

人類原本是前腳掌著地

以腳趾根部著地，在慢跑術語中叫做「前腳掌著地」。這種跑步方式比起以腳跟著地的跑步方式，會更有效率。以前，人類在過著赤腳生活的時候，肯定是以前腳掌著地的方式來跑步。後來，開始穿草鞋和膠底布襪之後，當然也是以同樣的方式著地。

在一九七〇年代出現厚底慢跑鞋後，以腳跟著地的慢跑方式才開始普及。也就是說，腳跟著地是極最近才產生的跑步法。但是，因為腳跟著地的衝擊力大，而且跑步效率不佳，所以最近有學者正在重新研究以前腳著地的跑步法。如今，市面上出現了許多膠底布襪型的鞋子，為了訓練而特地穿著膠底布襪跑步的跑者也不罕見。

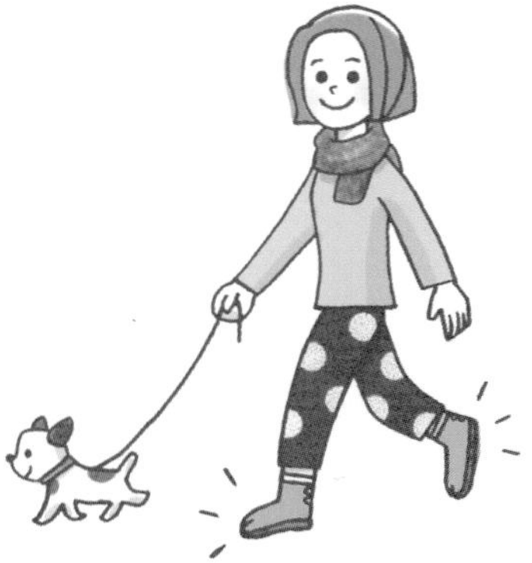

隨時隨地都能做的登階運動

即使討厭運動，不管從幾歲開始，
一次十分鐘，每天做三次。
透過腳踏慢運動，
就能愉快地維持健康。

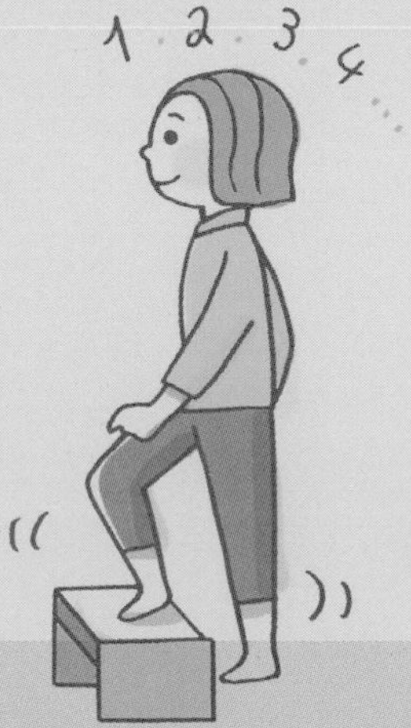

在室內就能輕鬆做的登階運動

腳踏慢運動的第二階段，是使用台階的登階運動。這是利用在低矮的台階做上上下下的動作，跟踏步一樣簡單。它最大的優點，是不占空間，在家裡就能做。當嚴寒、酷暑，或者下雨天，若是勉強自己在戶外運動，反而可能會傷身體。但是登階不受天氣影響，能夠確實達到健身的效果。

光是反覆在台階上上下下，就能確保產生和超慢跑一樣的運動量，也是其一大優點。登階的運動強度，相當於比散步等級速度更快一點的步行或超慢跑。透過踏上台階的動作，能進一步刺激下半身的肌肉也是重點之一。在能順暢地做踏步運動之後，請務必試著挑戰登階。

• 只要在矮台階上上下下！•

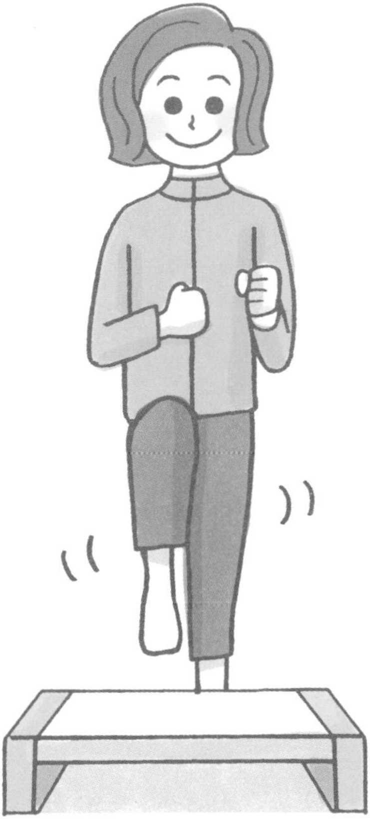

習慣一天三十分鐘的踏步運動之後，開始挑戰登階！這種運動相當於稍快的步行，或者超慢跑的等級。

準備高約二十公分的台階

登階使用的是高約二十公分的台階。最建議使用的是復健或健身專用的踏階，在運動用品店或居家修繕中心等商店就能買到。買不到踏階時，也可以試著利用階梯或家中地板的高低落差等方式代替。不確定能否好好保持平衡時，請利用扶手。此外，為了避免腳踩空的危險，要在階梯的最下面一階進行。

如果利用一疊報紙或雜誌代替踏階使用，在反覆上下的過程中，可能會倒塌，或者拐到腳。基本上，登階要在十分穩定的台階上進行。準備好台階之後，就馬上開始做。接下來將介紹正確的登階進行方式。

在運動用品店可以買到登階運動所使用的踏階（圖中為在日本運動用品店所販售的「STEPWELL」踏階）。

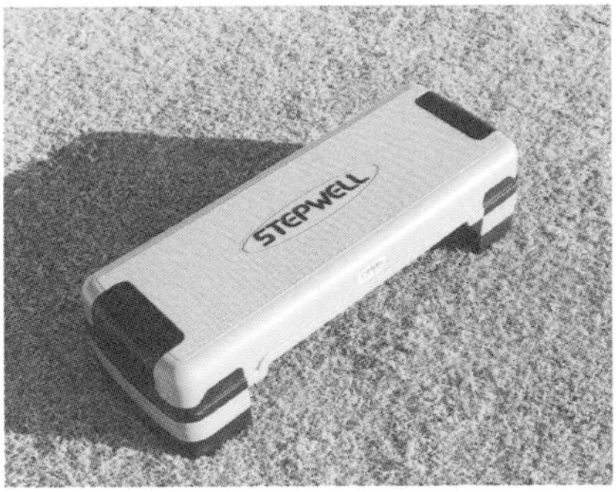

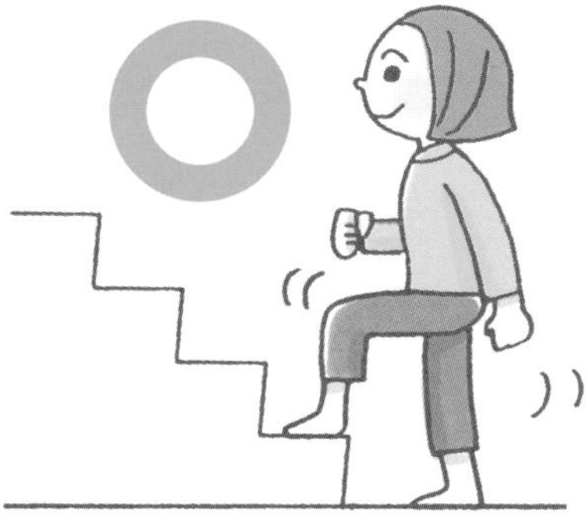

若利用階梯進行……

也可以利用階梯和玄關等地面的高低落差進行。不過，使用階梯時，要踏在最下面一階。

不要使用不穩定的台階

不可以使用一疊報紙或雜誌！因為在反覆上下的過程中容易倒塌，會很危險。

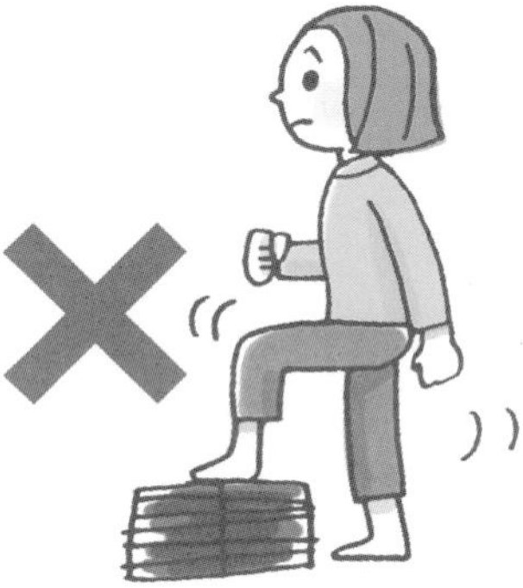

使用踏階做登階運動！

那麼，讓我們開始進行登階。

站在踏階的正面，先把一隻腳踏上踏階，這樣的一步算是一次。接著，把另一隻腳踏上踏階，這時，要確實伸直膝蓋。然後將先踏上的那隻腳從踏階上放下來，腳放下時，要避免身體搖晃。不要勉強自己，以能夠保持穩定姿勢的速度進行很重要。之後把另一隻腳從踏階放下來，恢復到原本的站立位置。

接著，將剛才後踏上的那隻腳先踏上踏階。舉例來說，在先踏上右腳的情況下，踏階的順序如下：踏上右腳↓踏上左腳↓放下右腳↓放下左腳。然後，踏上左腳↓踏上右腳↓放下左腳↓放下右腳。輪流反覆這一連串的動作。現在，就參考左頁的插圖，立刻進行。

● 登階的做法 ●

❶

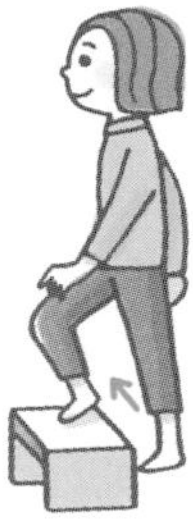

抬頭挺胸站好後，把右腳踏上踏階。

❷

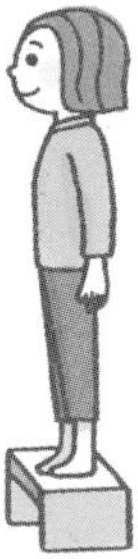

接著，把左腳踏上踏階，膝蓋伸直。

❸

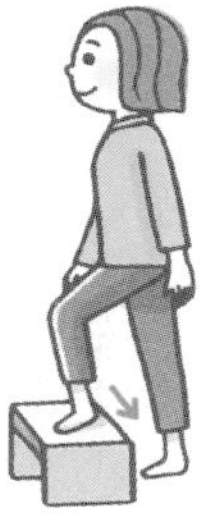

放下右腳。

❹

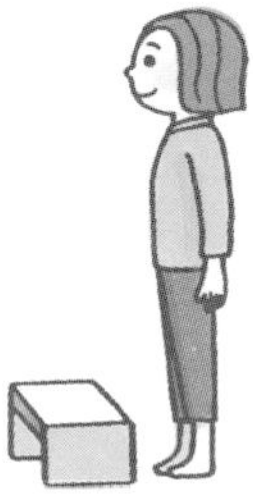

放下左腳，恢復原本的站姿。

❺

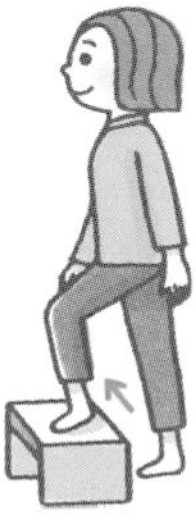

接著，換成先把左腳踏上踏階。

❻

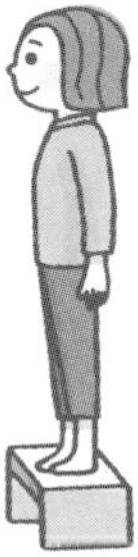

然後，把右腳踏上踏階，膝蓋伸直。

❼

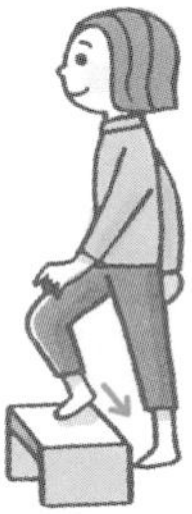

把左腳從踏階放下來。

❽

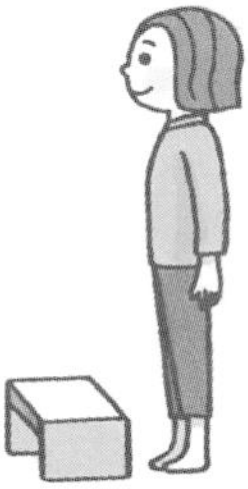

把右腳從踏階放下來，恢復原本的站姿。

每天做三次十分鐘的登階運動

跟踏步一樣，登階一開始也是以一秒一步的方式進行，從配合秒數的步調開始。數一、二、三、四，做完一次的上下台階動作之後，再換從另一隻腳開始踏上踏階，然後數五、六、七、八，再做一次上下的動作。以此要領，在一分鐘內有節奏地反覆上下踏階十五次，持續進行十分鐘。

一天進行的標準，是做三次十分鐘的登階運動，共計三十分鐘。若想改善肥胖或代謝問題，一天完成六次十分鐘的登階，就能獲得效果。

登階的重點在於一面配合時鐘的秒針，或者音樂、節拍器等計數，一面不間斷地持續做上下動作。等到習慣之後，也建議邊看喜歡的電視節目，邊做登階運動。一眨眼間就能做完三十分鐘，或者一小時的登階運動。

•配合秒針，數一、二、三、四•

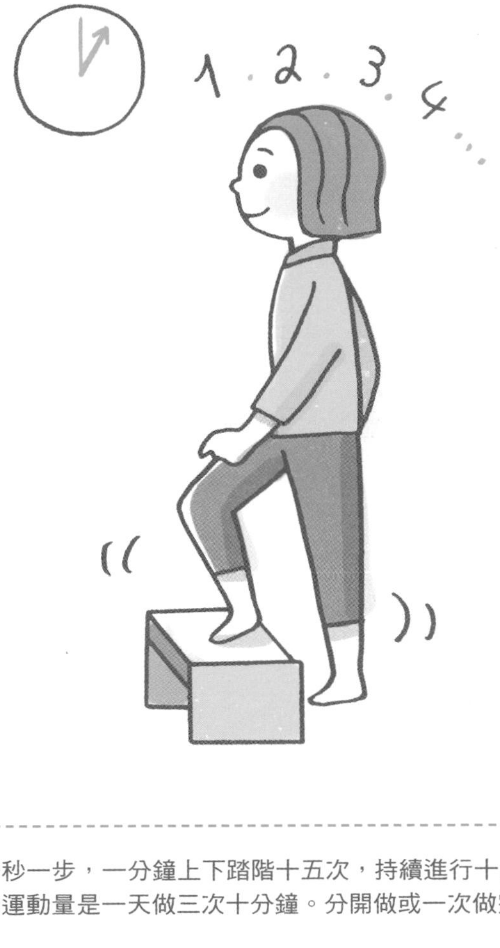

一秒一步，一分鐘上下踏階十五次，持續進行十分鐘。標準的運動量是一天做三次十分鐘。分開做或一次做完都可以。

將登階運動融入生活中

我的研究室桌子四周，物品的擺設方式有點奇怪。桌面之上還再設置更高的平台，在上頭放電腦。桌子前方則擺放踏階，我就站在踏階上打電腦。

之前在操作電腦時，因為有點駝背而使我開始養成這個習慣。這樣做還有其他好處。首先，光是保持站立姿勢，就會比坐著多消耗二成左右的能量。再者，如果稍微空閒時利用上下踏階的方式，就能增加運動量。譬如早上等候電腦開機時，就是做登階運動的時間。像這樣利用零碎時間，隨時都能做登階運動。

請不要繃緊神經，催促自己快點運動，而是以邊看電視、邊聽音樂的方式，輕鬆舒適地將登階運動融入生活中。

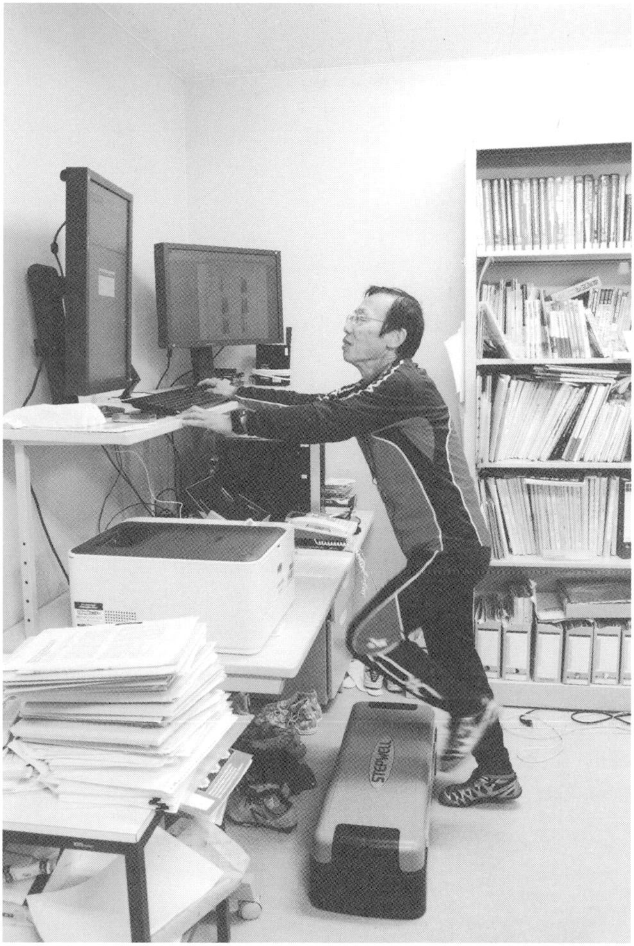

福岡大學的田中宏曉研究室。高的平台上放著電腦，站在踏階上操作電腦。稍有時間，就再進行登階運動。這樣一有空就進行，就能一天做三十分鐘的登階運動。

如果加快步調，運動量就會提升！

上下踏階的步調，一開始是一秒一步，從一分鐘上下踏階十五次的速度開始。習慣這個步調之後，要配合體力，加快步調。

若是一分鐘上下十五次，是相當於以時速五公里走路，或者時速三公里超慢跑的運動。若是稍微加快步調，一分鐘上下二十次的話，就相當於以時速六公里健走。若是變成三十次，就相當於時速七公里，相當快速的步行。這些運動會產生走路所無法獲得的能量消耗，和慢跑已是同等級的運動了。

一分鐘做三十次，也就是以比一開始的步調還快一倍的速度進行登階，其運動強度和有氧舞蹈一樣。做三十分鐘的有氧舞蹈！想必你明白，那是相當劇烈的運動。

● 一分鐘上下三十次，相當於跳有氧舞蹈！ ●

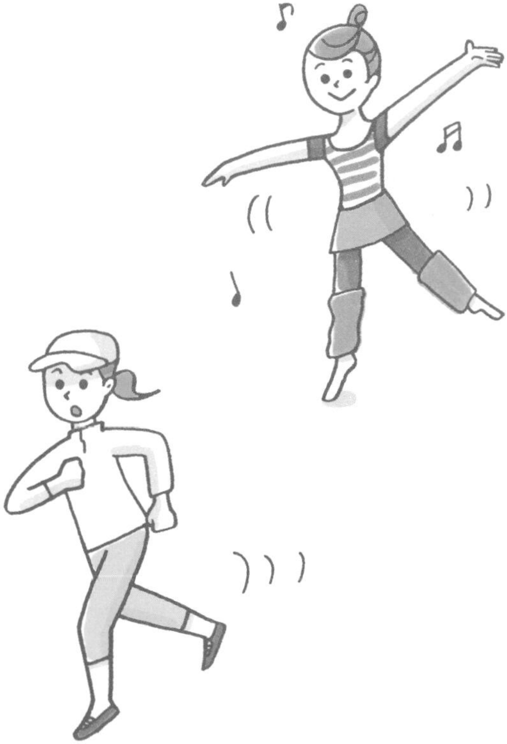

若是加快步調，就會變成相當於有氧舞蹈，或者爬樓梯這種有點辛苦等級的運動。不過，若是汗如雨下，或者心臟狂跳，就必須放慢步調。畢竟這是腳踏慢運動，所以要配合體力，調整步伐。

即使是十分鐘的運動，也會燃燒脂肪

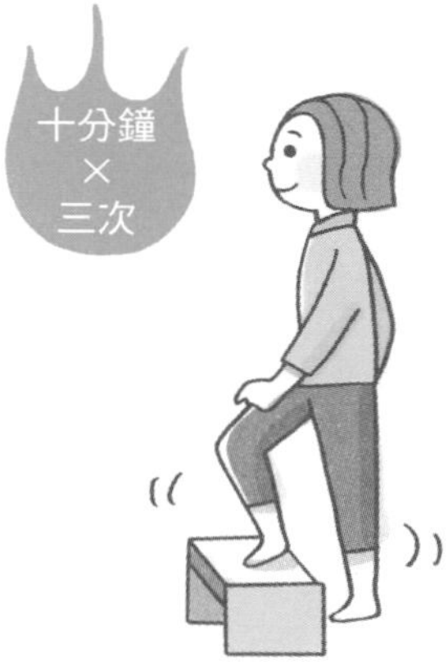

登階運動和健走或超慢跑一樣是有氧運動。一天進行三十到六十分鐘，可以增加體力，或產生將多餘的脂肪當作能量燃燒的效果。如果一天做三次或六次十分鐘的運動，所獲得的效果就如同有氧運動。

儘管如此，或許有人會認為，有氧運動起碼要持續二十分鐘，才會開始燃燒脂肪等諸如此類的想法。但其實這種想法是無稽之談。即使運動十分鐘，不，就算是五分鐘，或者僅僅一分鐘，脂肪在每次運動時，或者運動後，都會燃燒，被作為能量消耗掉。因此，即使把三十分鐘的登階分成三次，每次各做十分鐘，也可望達到和連續運動三十分鐘一樣的燃脂。

三大效果：
活化大腦、減重、改善慢性病

腦細胞增加、
自然而然地在短期間內瘦身、
改善生活習慣病，
是解決現代人煩惱的萬靈丹。

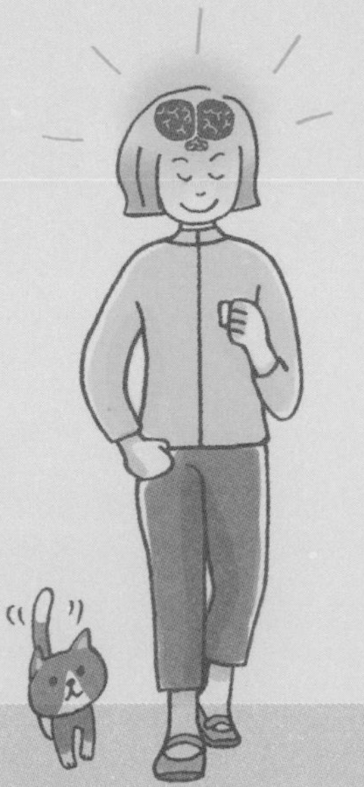

腳踏慢運動的三種健康功效

習慣登階運動後，最後階段的「超慢跑」就近在眼前。因為登階的運動等級幾乎相當於超慢跑。在進入最後階段之前，我要先介紹一下透過這些腳踏慢運動所能獲得的健康效果。

首先，是可以活化大腦。這已經過長年的研究證實，現今學者更試圖進一步弄清詳細的機制。其次，是顯著的減重效果。透過包括登階和超慢跑在內的運動，在幾個月內就成功減重將近十公斤的案例絕非少數。此外，在減肥瘦身後，改善生活習慣病等的效果也指日可待。

之後，我會分別再詳細介紹其效果。

• 透過腳踏慢運動，能夠獲得這些效果！ •

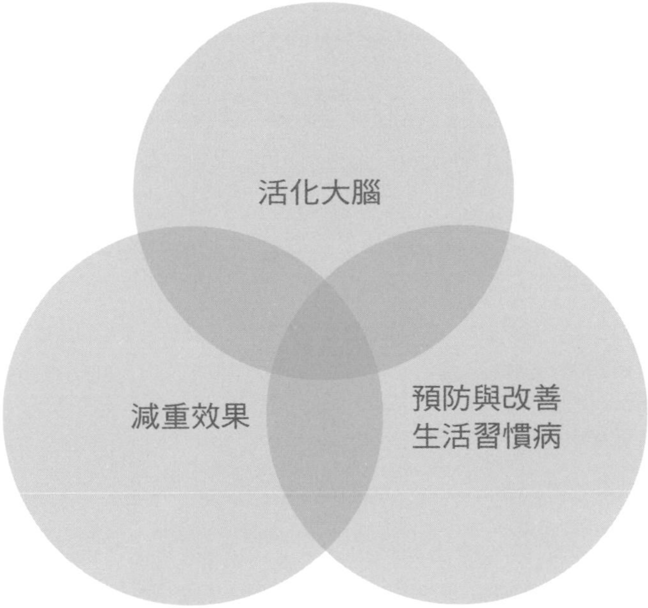

透過腳踏慢運動，腦細胞會增加

到了某種年紀後，當有記憶力漸漸衰退、經常想不起來東西和人名等情況時，任誰都會擔心大腦是不是老化了。

大腦的細胞在幼兒時期快速成長，其數量在成人之後，會只減不增，這種理論之前長年存在於腦科學界裡。但是，在一九八〇年代發現了能讓腦細胞新生的蛋白質，證實即使長大成人後，新的腦細胞也會增加。所以，腦細胞並非只減不增，而是視情況而定。

實驗證明，運動能增加腦細胞，尤其是定期地進行超慢跑之類的有氧運動，更有助於腦細胞新生。

● 登階、超慢跑，都能活化大腦！ ●

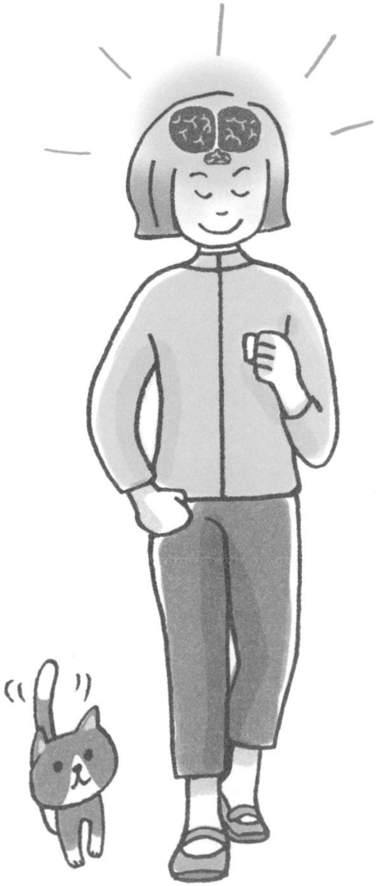

細胞增加的海馬迴和前額葉腦

進行包括腳踏慢運動在內的有氧運動，會增加腦細胞。那麼，究竟大腦哪個部位的細胞會增加呢？如今確定的是大腦的海馬迴和前額葉腦這兩個部位。

一般認為，海馬迴是暫存新獲得的資訊，進而判斷是否需做為長期記憶再進一步留存的部位。換句話說，一旦這個部位的機能衰退，就難以記住新的事物。研究發現，阿茲海默症患者的海馬迴容量都很小。

前額葉腦如同其字面上的意思，是位於大腦前面的部位，能有邏輯性地思考問題、理解事情、控制情緒、產生熱情，統合大腦的所有功能。隨著年齡增長，這個部位會逐漸萎縮。

● 大腦的海馬迴和前額葉腦的位置與機能 ●

前額葉腦
位於大腦皮質區的前側。負責人類思考和掌控情緒等大腦的活動，是大腦的控制塔台。

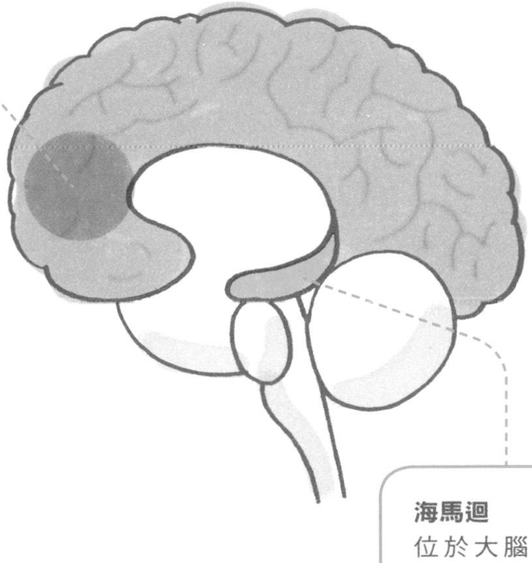

海馬迴
位於大腦邊緣系統，形狀類似海馬。負責記憶和情緒的功能，尤其是整理新資訊。

透過跑步，海馬迴的細胞數量會增加！

十多年前，就已經透過老鼠等動物實驗，證實了運動會使海馬迴的細胞數量增加。左頁的圖表即是實驗的內容。

將老鼠分成跑步組和不跑步組，觀察其過程，結果跑步組的海馬迴細胞數量增加了二倍以上。若是比較學習能力，報告指出，果然還是跑步組的能力較高。

佔失智症大部分比例的阿茲海默症，據說是海馬迴的細胞內囤積了特殊的蛋白質，導致細胞死光而發病。然而，透過這種動物實驗，逐漸證明了跑步很可能會抑制特殊蛋白質的合成，維持海馬迴的細胞數量。

● 透過老鼠的實驗，證明了跑步會使海馬迴的細胞增加 ●

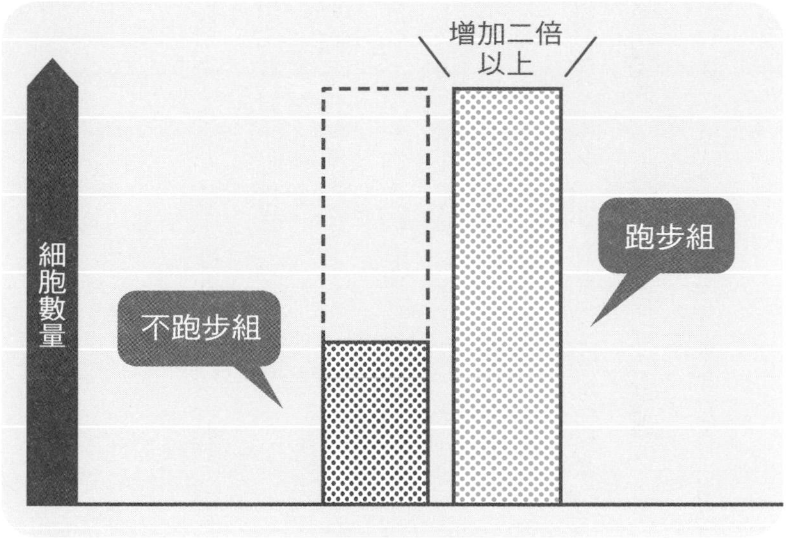

和記憶有關的海馬迴的細胞數量變化。跑步的老鼠與不跑步的老鼠相比，細胞數量增加二倍。

（資料來源）Van Praag H et al,: Proc. Natl. Acad. Sci. U.S.A., 一999

做伸展操，不會增加海馬迴的細胞

那麼，如果不像老鼠一樣不停地跑，海馬迴的細胞就不會增加嗎？做更輕鬆一點的運動，就無法阻止記憶力衰退嗎？

其實，最近除了動物實驗之外，也逐漸有人體實驗的報告，提出了海馬迴的細胞會增加的結果。左頁的圖表是於二〇一一年發表的人體實驗。將男女的高齡者分成兩組，請一組做有氧健走，另一組做伸展操運動，調查海馬迴的容量變化。

海馬迴分別位在大腦的右半球和左半球。結果發現，有氧健走組的左、右腦的容量都增加了。伸展操組的容量和年齡呈反比，年齡越大，容量越小。從這個結果得知，就活化海馬迴的層面來看，有效的果然是適度的有氧運動，而非伸展操等級的運動。

• 伸展操和有氧運動所造成的海馬迴變化 •

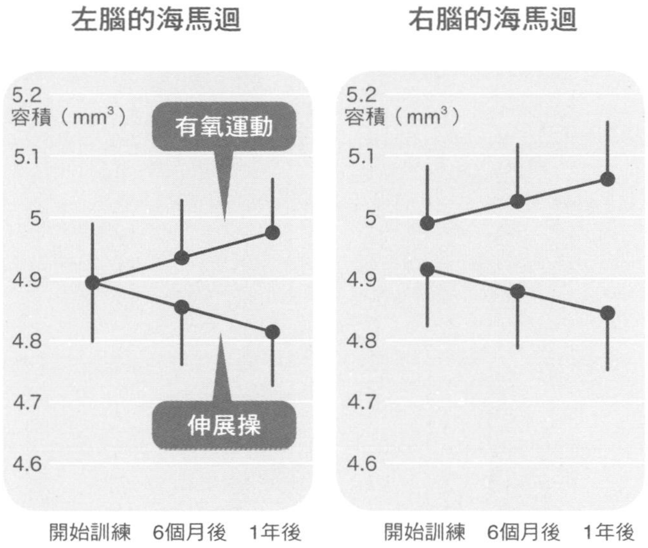

上圖是在實驗前、實驗半年後、實驗一年後，分三次調查有氧健走組和伸展操組的海馬迴容量的結果。前者的海馬迴容量增加二%，後者減少了一・四%。海馬迴的容量會逐年減少，所以做伸展操，幾乎沒有運動功效。

（資料來源）Exercise training increases size of hippocampus and improves memory Kirk I. Ericksona, Michelle W. Vossb,c, Ruchika Shaurya Prakashd, Chandramallika Basake, Amanda Szabof, Laura Chaddockb,c, Jennifer S. Kimb, Susie Heob,c, Heloisa Alvesb,c, Siobhan M. Whitef, Thomas R. Wojcickif, Emily Maileyf, Victoria J. Vieiraf, Stephen A. Martinf, Brandt D. Pencef, Jeffrey A. Woodsf, Edward McAuleyb,f, and Arthur F. Kramer, 2011

做複雜的運動，就能活化前額葉腦機能

接下來要介紹的，是堪稱為「使人之所以為人」的大腦控制塔——前額葉腦。

左頁的插圖是參考研究大腦的權威——久保田競老師的實驗所畫的。根據插圖，會發現透過走路、跑步等運動，大腦的血流變化各有不同。

慢慢走路時，位於大腦頂端、稱為「運動區」的部位，血流會增加，也就是這個部位正在活化。小跑步時，則會活化位於運動區稍前方、稱為「運動前區」的部位。若是以全速跑步，前額葉腦的血流就會增加。這可說是當運動的動作變得複雜，就會活化前額葉腦機能的證明。

• 在走路和跑步時，大腦的血流變化會不一樣！ •

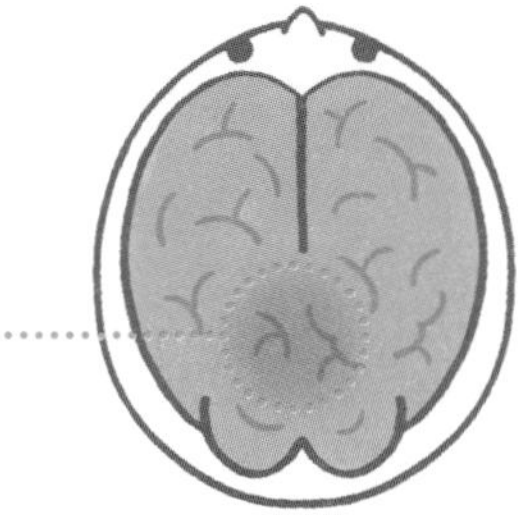

以時速三公里走路
運動區的血流量會增加

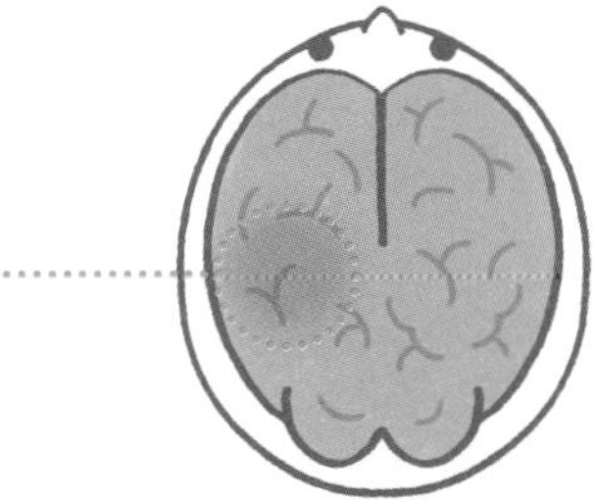

以時速五公里走路
運動前區的血流量會增加

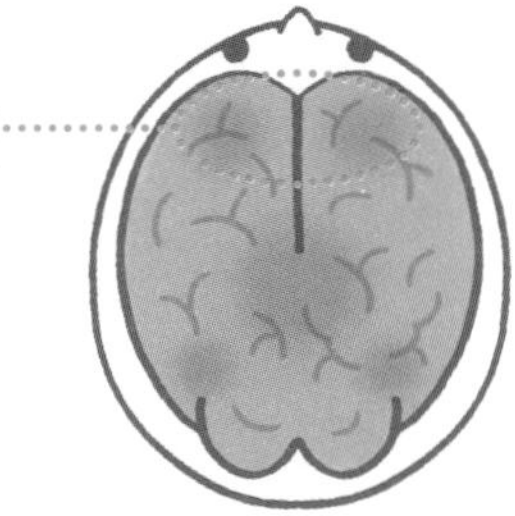

以時速九公里跑步
前額葉腦的血流量會增加

（資料來源）《有助於工作，鍛鍊大腦的跑步》（角川SSC新書）
（參考Neuroimage, 25（2004）1020-1026繪製插圖）

透過超慢跑，能提升前額葉腦的機能

接著，終於要提到透過持續以緩慢速度跑步的超慢跑，能提升前額葉腦機能證明。

有一項實驗，是將受試者分成兩組，一組每週進行三次三十分鐘的慢跑，另一組則過著和平常一樣的生活，然後將這兩組互相比較，且此兩組都會定期接受額葉機能的測試。

在開始實驗之前，兩組的結果都是七十分左右（滿分為一百分），幾乎沒有差別。但是經過六週後，慢跑組的測試分數明顯提升了。十二週後，照常生活組幾乎和一開始一樣，而慢跑組的成績則提升至九十分以上。只是進行了三個月的慢跑，就發現前額葉腦的機能確實提高了。

•慢跑三個月，頭腦變聰明了！•

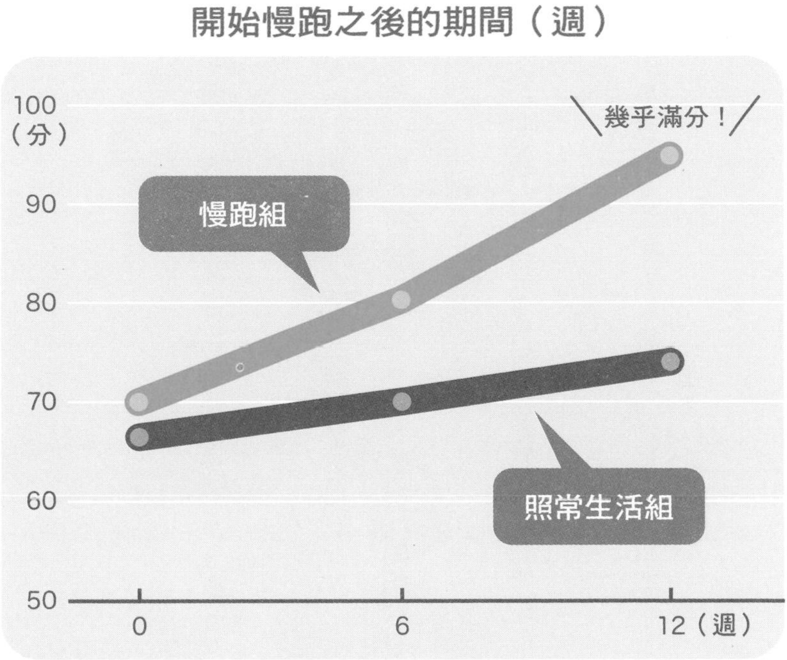

受試者為二十至三十多歲的成人。慢跑組的前額葉腦機能明顯提升了。

（出處）Harada T. Okagawa S. Kubota K: Neurosci. Res., 2004

關鍵在於提高人體的攝氧力

我想，透過上述實驗的結果，你應該明白適度的有氧運動，是增加海馬迴和前額葉腦細胞的有效方法。

透過截至目前所進行的研究可以推測，能增加大腦細胞的方式是做有氧運動。若是反覆進行有氧運動，可以提升攝氧力。即使一開始只要稍微跑步就會上氣不接下氣，但若是持續跑至某種程度後，即使以相同的速度跑步也不會氣喘吁吁。這代表你已經能吸入許多氧氣，並將之更有效率地運送至全身。

如今已證實，有氧運動的效果和大腦細胞的增加確實有關。若是進行登階、超慢跑，攝氧力就會明顯提升。

海馬迴的容量和攝氧力成正比

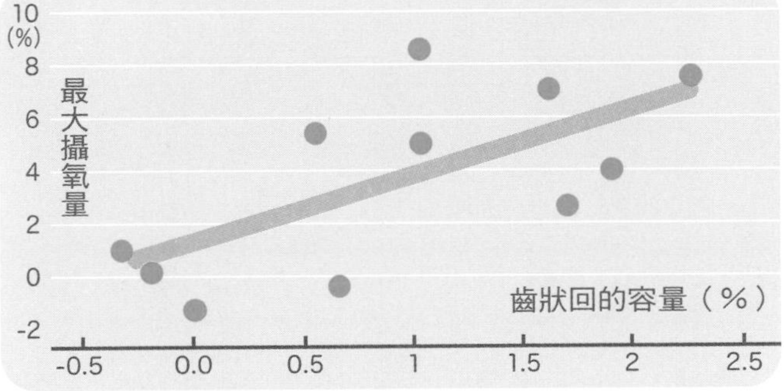

縱軸的最大攝氧量，是指將氧氣吸入體內的極限。這個數值越大，就能讓越多氧氣進入體內，使體力充沛。橫軸的齒狀迴是相當於海馬迴的入口部位。

（資料來源）PNAS（2007）104,13.5638-43

透過增加運動量，隨時都能提高攝氧力

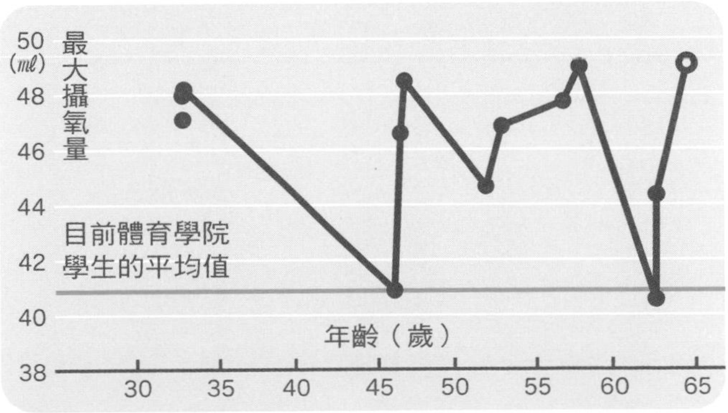

作者田中宏曉攝氧力的變化。四十六歲，因有代謝問題所以攝氧力很低，但是養成超慢跑習慣後，攝氧力快速提升。六十歲後之所以再度降低，是因為受傷而無法運動的緣故，之後恢復運動後便再度昇高。

腳踏慢運動還有很多好處

從截至目前的研究來看，能微笑進行的有氧運動會活化大腦，幾乎是可以確定的事實。學者也越來越期待它有助於預防或改善失智症或阿茲海默症等。

當然，除此之外，透過登階或超慢跑，確實能達到的健康效果還有很多種。像是預防並改善堪稱文明病的肥胖和生活習慣病等。每年擔心驗血結果的人，若是開始進行登階或超慢跑，幾個月後就能有所改善。腳踏慢運動可說能產生類似萬靈丹的效果。

當然，以變美為目的的減重瘦身，也會發揮戲劇般的奇效。請務必體會身體內外改變後的感動。

• 腳踏慢運動是打造健康身體的萬靈丹 •

下列的效果指日可待：

- ☑ 體重明顯減輕了
- ☑ 體力提升
- ☑ 不容易氣喘吁吁
- ☑ 糖尿病可望改善
- ☑ 高血壓可望改善
- ☑ 能夠維持膽固醇平衡
- ☑ 有效預防動脈硬化

以消耗相當於健走兩倍能量的方式瘦下來

許多人都會認為：為了瘦下來，必須做辛苦的運動，但這是天大的誤會。其實透過能夠保持笑容進行的腳踏慢運動，就能達到莫大的減重效果。

儘管健走也是利用雙腳進行的運動，但只靠健走所消耗能量一定會有限。就這一點而言，登階或超慢跑可望消耗相當於健走兩倍左右的能量。舉例來說，同樣是五公里的距離，用走路的方式會消耗約一百五十大卡，而慢跑則會消耗三百大卡的能量。

據說要消除身體多餘的脂肪，一天必須做消耗二百至三百大卡的運動。也就是說，登階和超慢跑是最適合減重瘦身的運動。

● 同樣是五公里，消耗的能量差這麼多！ ●

比較健走和超慢跑五公里所消耗的熱量
（以體重六十公斤的人為例）

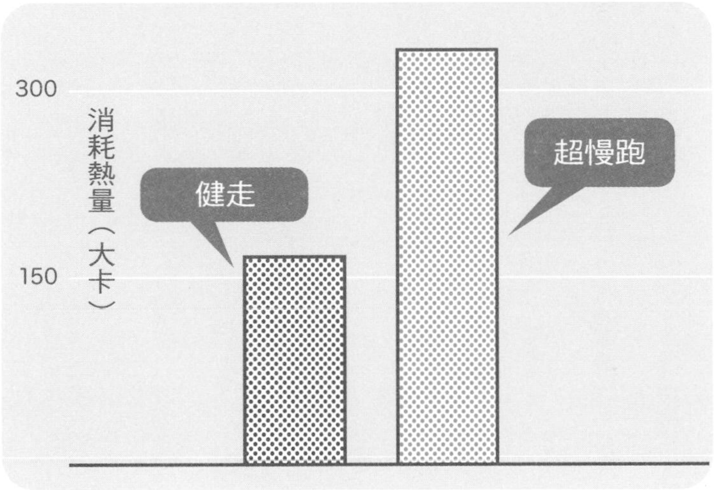

體重六十公斤的人走五公里時和超慢跑五公里時，
所消耗能量的差異。

輕輕鬆鬆在三個月內減重四公斤

要計算跑步所消耗的能量，方法非常簡單。無論跑的速度快或慢，都能藉由體重和跑步的距離計算出來。

如果跑一公里，體重每一公斤所消耗的熱量是一大卡。例如，如果是體重五十公斤的人，消耗的能量就是一大卡×五十公斤＝五十大卡。如果目標是每天消耗二百大卡，就要跑四公里。假設以一般走路的速度跑，總共要跑一小時。當然，不需要一口氣跑完，即使分成好幾次跑，效果也是一樣的。

每一公斤的體脂肪，具有七千大卡的能量。若是持續每天消耗二百大卡，三個月就能消除二・五公斤以上的脂肪。據說體重每減少一公斤，腰圍就會減少一公分。若是持續減重，外表肯定也會改變不少。

消耗的熱量會依體重而改變。此外，跑步距離也會依跑了多少天、想瘦多少等目標而有所不同。要仔細思考自己現在的體重和目標，擬定減重計劃。

透過登階，讓體力越來越好

若是持續進行登階和超慢跑等腳踏慢運動，體力自然就會增加。如果進行三個月，之前氣喘吁吁爬不動的樓梯，也會變得能夠輕鬆爬上去，而平常總是坐著搭捷運，現在即使站著也不會覺得辛苦了。

這代表在養成肌肉的同時，吸入體內的氧氣被有效利用的能力也提高了。即使是身體虛弱、必須被看護的老人，在持續進行登階這種慢運動後，就能鍛鍊出能夠照顧自己的體力。

也有數據顯示，六十五歲以上的老人若是持續三個月進行登階運動，體力就會不輸給二十歲的年輕人。四十多歲或五十多歲的中壯年者更是不用說。有充沛的體力後，每天的生活一定也會幹勁十足。

● 身體虛弱的老人，也能透過登階運動，讓身體變硬朗！ ●

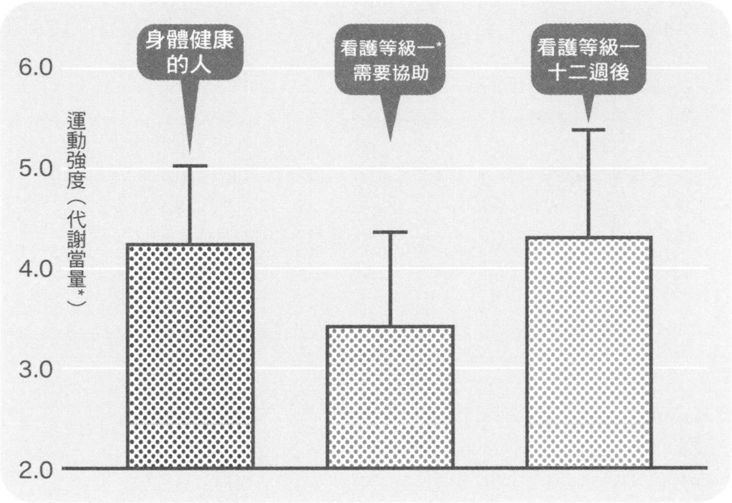

以上是能夠自己照顧自己的老人，和看護等級一的老人，兩者間有氧能力的比較圖表。持續十二週進行一天三十分鐘的登階運動後，後者有氧能力可改善至和前者一樣的等級。無論年紀多大，體力都可望能提升。

* 譯註一：看護等級一是指打點服裝儀容和打掃等生活的大小事需要有人照料，起身、步行、移動的動作有時需有人攙服，但排泄和進食幾乎能夠自理。有時會出現行為問題，以及理解能力變低的情況。
* 譯註二：代謝當量是指運動時與代謝時兩者代謝率的比值。

（資料來源）Nakayama et al. J Phs Fitness Sport Med 2011

透過腳踏慢運動，能改善糖尿病

糖尿病是生活習慣病的代表性疾病。其中，占了九十五%的第二型糖尿病，是因為遺傳、運動不足和生活習慣等所引發的疾病。

人體原本具有在腸胃先將醣質分解成葡萄糖，再運送至全身細胞消耗的機制。這時，將葡萄糖運送至細胞內的，就是胰島素這種荷爾蒙。但是，第二型糖尿病患者的這種胰島素含量減少，或者會發生雖然能分泌胰島素，但是對葡萄糖產生反應的這種機制有運作不良的情況。因而導致血液中的葡萄糖過剩，而引起各種併發症。

有不少人利用我們主辦的運動課程，改善了重度的糖尿病，這顯示腳踏慢運動對於降低血糖值的效果極佳。

• 葡萄糖在細胞內被分解、運送的過程 •

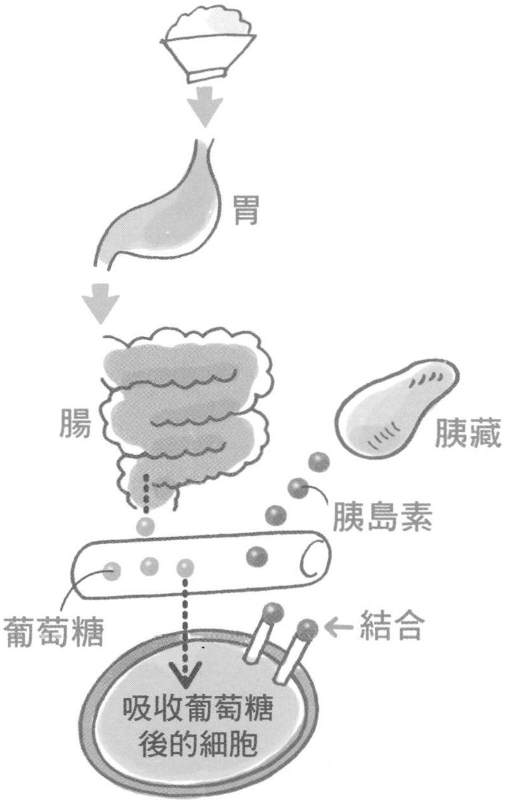

進入口中的碳水化合物和醣質會在消化器官被分解，變成葡萄糖後進入血液中。血液中的葡萄糖一旦增加，胰臟就會立刻分泌降低血糖值的胰島素。胰島素是附著在細胞膜上的受器，能打開細胞上的鎖，使葡萄糖進入細胞內，也就是扮演運送葡萄糖的角色。第二型糖尿病就是因為這種機制無法正常運作而引發的疾病。

超慢跑也能有效改善高血壓

根據二〇〇六年厚生勞動省的調查，發現四十至七十四歲的日本男性約六成有高血壓，而女性則約有四成。

當心臟收縮時的最高血壓（收縮壓）在一四〇mmHg以上，或者心臟擴張時的最低血壓（舒張壓）在九〇mmHg以上，就是高血壓。若這種狀態持續，就會造成心臟和血管的負擔，最糟的情況，會導致心肌梗塞、中風。

超慢跑這種腳踏慢運動也能有效改善高血壓。即使是重度的高血壓患者，在養成一天超慢跑三十分鐘至一小時、一週進行三至五次的習慣之後，過了三個月左右，血壓便能恢復正常值。所以，只要透過運動，就能降低靠藥物也降不下來的血壓，當然，體力自然也會提升。

• 透過超慢跑能降高血壓 •

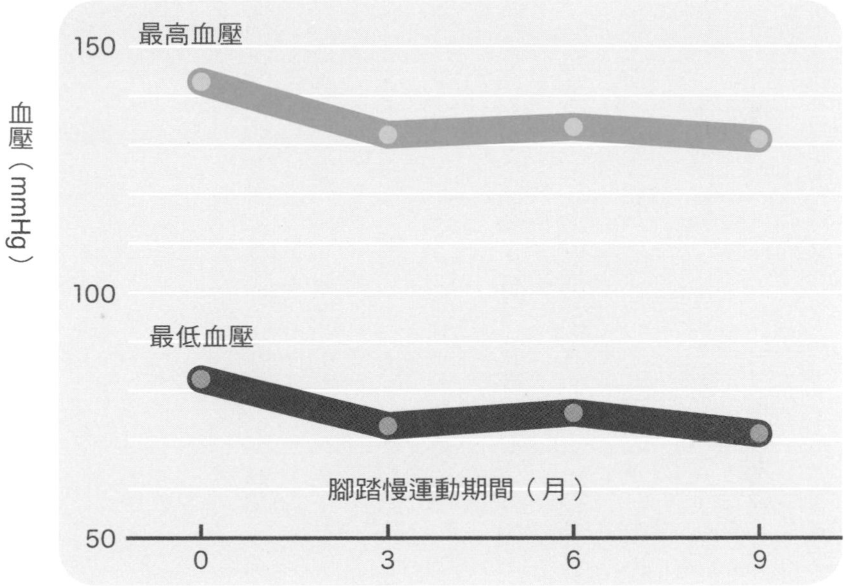

請十幾位平均年齡為七十五．五歲的高血壓患者，持續進行腳踏慢運動。因為這些人服用降血壓藥，所以最高血壓從一開始就是在一五〇 mmHg 以下，但在運動三個月後，血壓便明顯下降了。

（資料來源）Motoyama M et al.：Med Sci. Sport Exerc., 1998

能增加預防動脈硬化的ＨＤＬ膽固醇

如果膽固醇囤積在血管壁上，就容易引發動脈硬化。在此，是以前一頁所提到的受試者為對象，調查其膽固醇的狀況，左頁為調查後的數據。

雖然同樣是膽固醇，但稱為ＨＤＬ的膽固醇，具有清除囤積在血管壁上的膽固醇的作用。這次的實驗測量了這種ＨＤＬ膽固醇的變化。結果發現，若是持續做腳踏慢運動，ＨＤＬ膽固醇會增加。

其實，目前並沒有發現做腳踏慢運動會使ＨＤＬ膽固醇增加的結論。但如果停止運動，ＨＤＬ膽固醇的量就會減少，血壓也會回復成高數值。唯有繼續運動，才會發揮效果。所以，腳踏慢運動可以說是治療高血壓的萬靈丹。如果突然停止服用這種好不容易發揮效果的「藥」，血壓當然就會又回復至原本的狀態。因此，千萬不要因為症狀好轉就掉以輕心。

• 腳踏慢運動所造成HDL膽固醇的變化 •

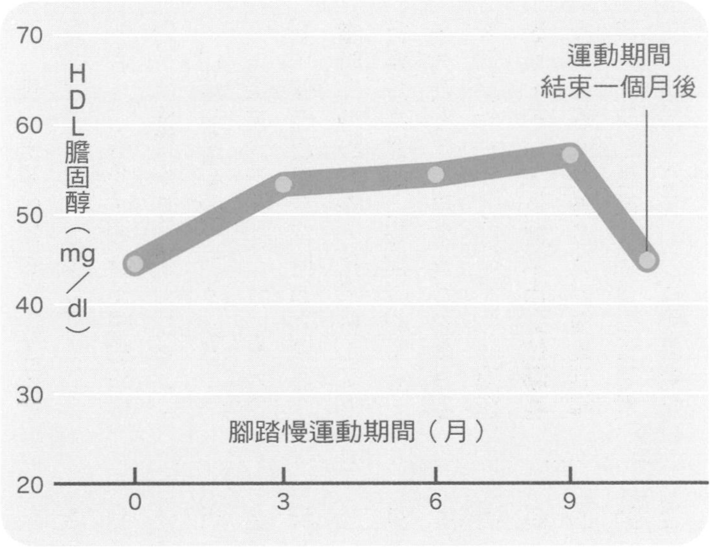

若是觀察高血壓病患的膽固醇變化，在運動三個月後，HDL膽固醇會明顯增加。隨著運動天數變長，這種好膽固醇會持續上升，但在九個月後一中斷，量就會突然減少。所以，堅持就是力量。

（資料來源）Motoyama M et al,: Eur. J. Appl. Physiol., 1995

持續追蹤一萬人長達十年以上！東京瓦斯針對身體耐力和健康的研究

田中宏曉的學生——澤田亨（國立健康／營養研究所，健康增進研究部的身體活動評估研究室長），進行了透過超慢跑，能確實提升身體耐力（最大攝氧力）和健康相關的一項研究報告。

澤田在二〇一二年夏天之前，任職於東京瓦斯的人事部。當時，他針對約一萬名員工，進行關於身體耐力和健康的研究。

一九八九年，厚生省（現為厚生勞動省）制定了為維持健康的必須運動量，但並未具體指出要做哪種運動，還有要做多久才會達到健康的效果。後來，因為生活習慣病的增加，在二〇〇六年新制定用來打造健康的運動基準／指南中，為了訂定維持健康的身體活動／運動量的基準值，以及維持健康的最大攝氧量的基準值，採用了許多研究作為參考文獻，但這些資料多半是以歐美人為對象所做的研究。

而「東京瓦斯研究會」則以日本人為研究對象，研究顯示，透過腳踏慢運動等方式，能提高身體耐力，增進健康。具體來說，這項研究指出，身體耐力佳的人罹患高血壓和第二型糖尿病的風險較低，而且死於癌症的風險也會較低。

能夠輕鬆持續的超慢跑

鐵律是不能覺得痛苦。
即使一天分成十次，
每次超慢跑三分鐘，
人生也會因此而改變。
超慢跑是具有健康效果
的運動。

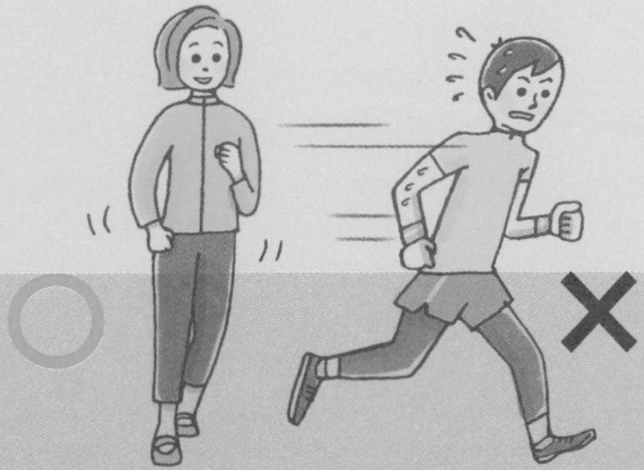

超慢跑的七大重點

現在，差不多該出門去，挑戰最終階段的超慢跑了。到目前為止不曾跑步過的人，也完全不用擔心。

如果能夠一天做完三次十分鐘的超慢跑，就足以增加輕鬆慢慢跑時的體力。

此外，我們提出的超慢跑，和之前你所知道的「慢跑」完全不同。我們一問討厭跑步的人原因，答案幾乎都是「因為很痛苦」。超慢跑，其實一點也不辛苦或痛苦，反而是一種會讓人覺得「跑這麼慢沒關係嗎？」的跑法。

請捨棄之前對慢跑的常識。先看一下能讓你跑得更愉快、更有效率的七個重點。

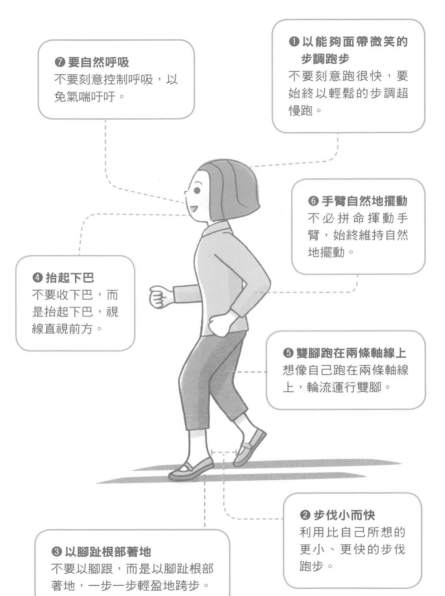

❼ 要自然呼吸

不要刻意控制呼吸，以免氣喘吁吁。

❶ 以能夠面帶微笑的步調跑步

不要刻意跑很快，要始終以輕鬆的步調超慢跑。

❻ 手臂自然地擺動

不必拼命揮動手臂，始終維持自然地擺動。

❹ 抬起下巴

不要收下巴，而是抬起下巴，視線直視前方。

❺ 雙腳跑在兩條軸線上

想像自己跑在兩條軸線上，輪流運行雙腳。

❷ 步伐小而快

利用比自己所想的更小、更快的步伐跑步。

❸ 以腳趾根部著地

不要以腳跟，而是以腳趾根部著地，一步一步輕盈地跨步。

以能夠面帶微笑的步調跑步

「能夠面帶微笑的步調」到底是哪種速度呢？一開始或許無法讓人切身感覺到。基本上，就是以氣不喘、能夠保持笑容進行對話的速度跑步。建議你請一個人走在你旁邊，試著配合對方的速度跑步。那種速度大致上相當於時速三至五公里。

至今完全不運動的人在開始跑步時，要從散步等級的速度（時速三公里左右）開始跑步，但若是循序漸進地進行了踏步和登階運動後，即使是時速四至五公里左右的速度，應該也能跑得輕輕鬆鬆。

大部分的人在跑步的過程中，容易會在不知不覺間加快速度。這時，別想要努力跑，如果稍微感到痛苦時，就請馬上放慢速度。別忘了這是慢運動，要記得保持臉上的微笑。

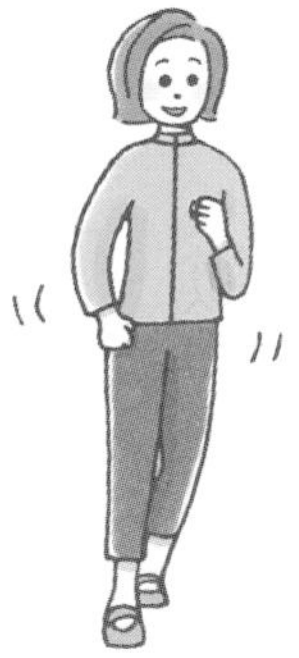

能夠面帶微笑的超慢跑步調
能夠一面笑著對話，一面跑步的步調，也不會喘氣。

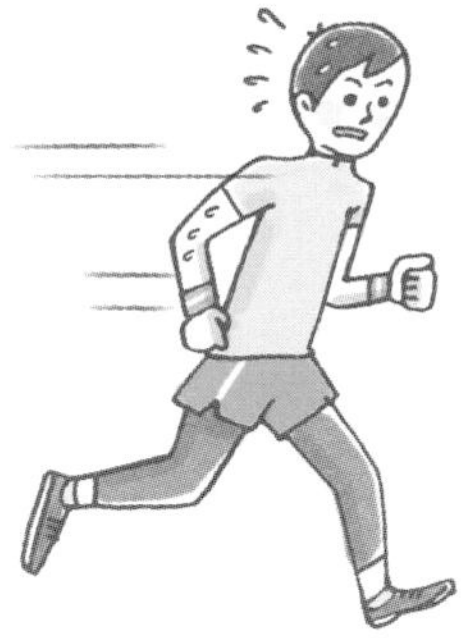

努力跑的步調
喘氣流汗的步調。如果不努力就跑不動。

以自己的感覺掌握適當的步調

20	
19	極度痛苦
18	
17	非常痛苦
16	
15	相當痛苦
14	
13	痛苦
12	
11	有點痛苦
10	
9	輕鬆
8	
7	非常輕鬆
6	

相當輕鬆（12、11）

上表是瑞典的心理學家柏格博士所設計的運動強度指數。將最輕鬆的強度設為六，最艱辛的強度設為二十，運動時，以自己的感覺，作為強度的標準。能夠面帶微笑的步調是十一至十二這個「輕鬆」的區域。十三的「有點痛苦」等級是努力過頭。

步伐小而快

以走路的速度跑步。一開始，這或許反而很困難，因為一旦跑步，許多人都會用比自己所想的更快速度跑步。慢跑或跑步之所以會痛苦或辛苦，就是因為這個緣故。

超慢跑的重點在於縮小步伐。若是試圖採取大步伐慢跑，身體就會左右搖晃、重心不穩，不但會很難跑，而且也會受傷。

一開始要從一步前進十公分左右的步伐開始。想像腳不是往前跨出，而是在身體的正下方著地。不過，即使縮小步伐，盡量快速地邁步也很重要。標準是一分鐘跨一百八十至兩百步左右。如果十五秒內，能夠讓腳快速地前行四十五至五十步左右就ＯＫ。

• 總之，步伐要小，快速地運行腳步 •

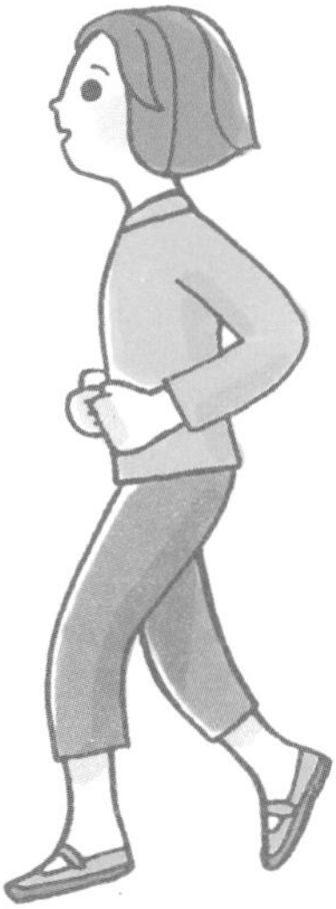

想像著地的腳在自己身體的正下方。以十五秒內前行四十五步以上為目標。

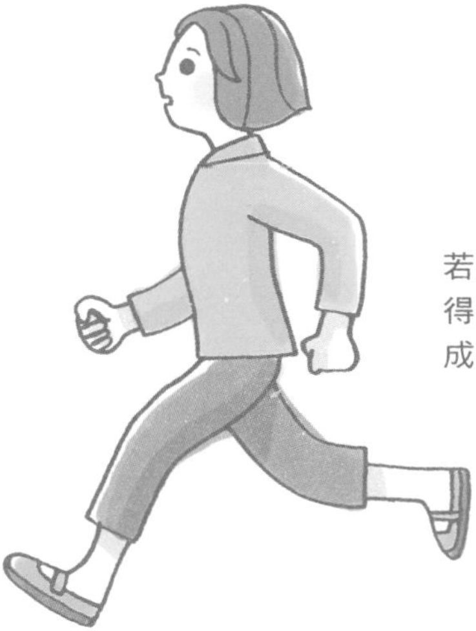

若是步伐大，身體就會變得重心不穩，容易對腳造成衝擊力。

以腳趾根部著地

據說跑步的時候，著地時對腳造成的衝擊力是體重的三倍。跟健走比起來，跑步之所以比較容易受傷，原因之一就在於這種衝擊力大。

不過，有個方法能夠盡量降低衝擊力，那就是以腳趾根部的前腳掌先著地的方式。以前腳掌著地的衝擊力大小，是以腳跟著地的三分之一，能夠更輕鬆且安全地跑步。

此外，腳跟先著地，再以腳趾根部蹬地，絕對不是一種有效率的跑步方式。因為這樣必須在腳跟著地時先踩一次剎車，然後才能再產生前進的力量。相較之下，前腳掌著地能夠在腳落地的同時蹬地，所以可以有效利用阿基里斯腱，順暢地跑步。

● 學會有效率地以前腳著地 ●

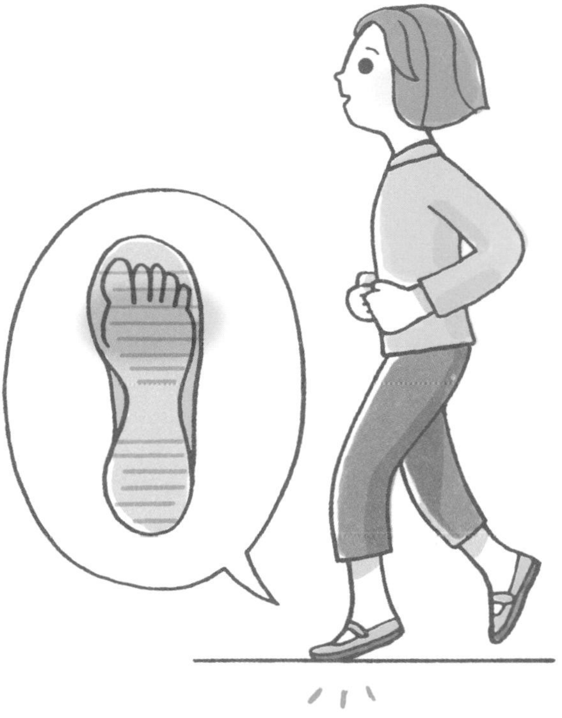

跑步時總是以腳趾根部著地，對腳造成的衝擊力是以腳跟方式著地的三分之一。如此能夠產生較少的衝擊力，跑步會更有效率。

抬起下巴

小學的時候，或許有人在體育課學到「要收下巴跑步」。然而，超慢跑卻相反，建議要稍微抬起下巴跑步。

理由之一是，抬起下巴，姿勢會變好。如果按照老師所說的「收起下巴」，大部分的情況下，會變得微微低頭，頭朝前方略微下垂。這麼一來，往往就會下意識地變成駝背。

另一方面，若是刻意抬起下巴，就能保持背脊自動挺直的良好姿勢。在背脊挺直的同時，骨盆會向前傾，所以還有腳更容易抬起來的好處。再者，視線也會變得容易朝向前方。

比起低著頭、彎腰駝背、無精打采地跑步，挺直背脊，抬起視線，一面欣賞四周的景色，一面跑步，絕對會比較有趣。

• 要刻意稍微抬起下巴地跑步 •

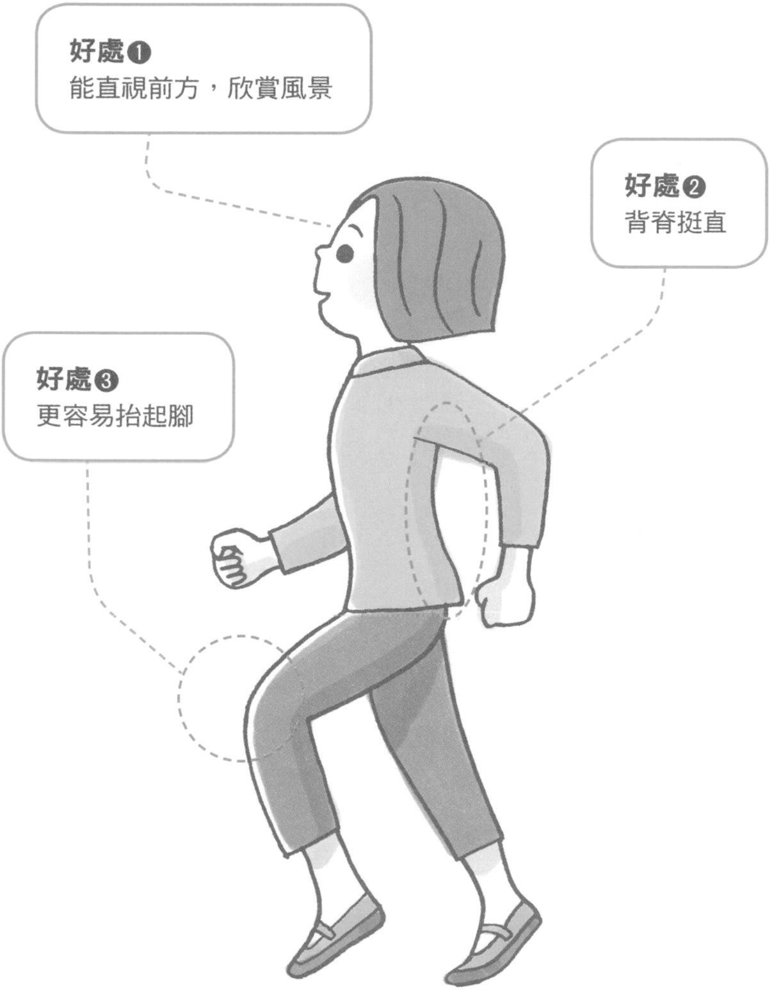
好處❶
能直視前方，欣賞風景
好處❷
背脊挺直
好處❸
更容易抬起腳

雙腳運行在兩條軸線上

跑步時，有人會想跑在一條軸線上。我想，如果盡量試圖跨大步伐，應該會跑在一條直線上，但其實這種跑步方式不太有效率。

若想讓左、右腳在一條軸線上著地，就必須大幅度地扭動身體，尤其是會扭動骨盆，所以會變得容易從歪斜的方向對膝蓋施力，也就是說，會對身體造成多餘的負擔。因此，雙腳運行在兩條軸線上，讓腳平行地著地跑步才是正確的做法。

另外，不必特別刻意蹬地。超慢跑是類似讓身體稍微前傾，不斷地連續跳躍的動作。如果將它想像成是以小步伐跳繩一樣，應該就能理解這種不必蹬地的超慢跑法。

● 想像雙腳運行在兩條軸線上跑步 ●

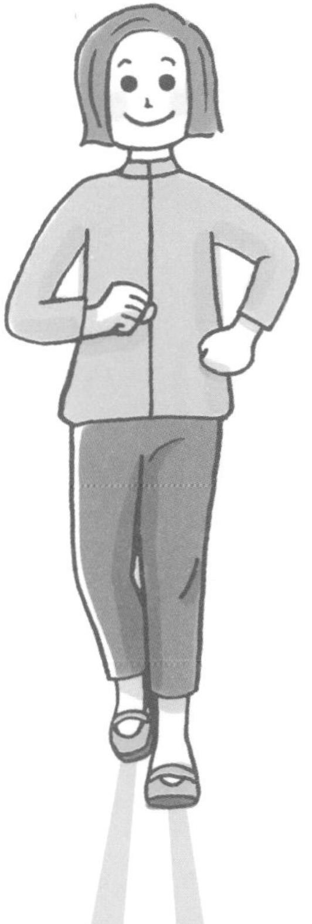

如果跑在兩條軸線上，而不是跑在一條軸線上，著地時，就不會多餘地扭動身體。不要蹬地，而像是以反覆小跳躍的方式，不斷地前進。

♣手臂自然地擺動

在短跑等要求速度的跑步中，會強調要將手臂往後拉伸。理由是藉由這樣的方式，腳容易抬得更高。

但超慢跑的目的不是跑得快，重點是要輕鬆地跑得遠。因此，手臂不要特別刻意擺動，自然地擺動即可。方法是將手肘彎曲九十度左右，並輕輕握拳，在身體兩側擺動。

跑步時，配合身體的晃動，一面保持平衡，一面自然地擺動手臂即可。

如果精神集中在前後擺動手臂上，肩膀就會用力，反而會增加多餘的動作而覺得疲累。要不斷運步，跟上節奏，放鬆肩膀，輕鬆地跑步。

• 手臂自然地擺動，不要勉強大幅擺動 •

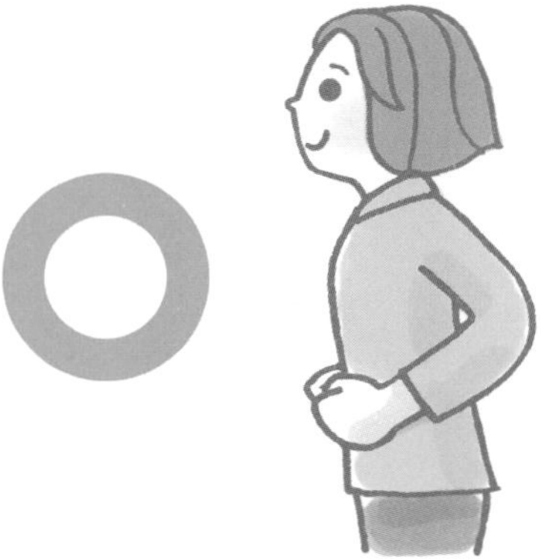

將手肘彎曲九十度左右，輕輕握拳，放在身體兩側。然後配合身體的搖晃，自然地擺動。

若是用力地前後擺動手臂跑步，肩膀容易用力，因此會更費力。

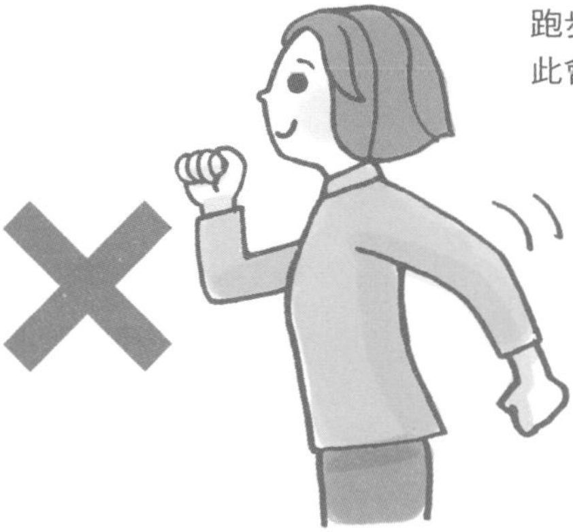

呼吸要自然

好像有不少人學過在跑步時，呼吸要「吸、吸、吐、吐」，也就是先吸兩次氣，然後吐兩次氣。請捨棄這種常識，超慢跑其實完全不必刻意呼吸。

舉例來說，爬樓梯時，應該不會有人刻意呼吸吧！爬樓梯是靜態活動等級的六倍，超慢跑是相當於爬樓梯，或者略低於這種活動等級的運動。當運動需要氧氣時，身體能夠自動將足夠的氧氣吸入肺中，所以不必刻意控制呼吸。事實上，沒有任何一位頂級的馬拉松選手，會刻意控制呼吸。

跑步時要張開嘴巴，讓身體自動控制呼吸。如果喘不過氣，感到痛苦，就代表步調太快了，這時就要放慢腳步。

• 不要刻意呼吸，讓身體能自然地呼吸 •

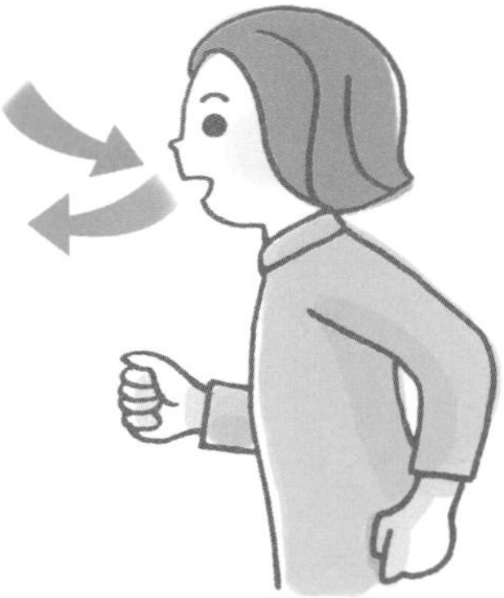

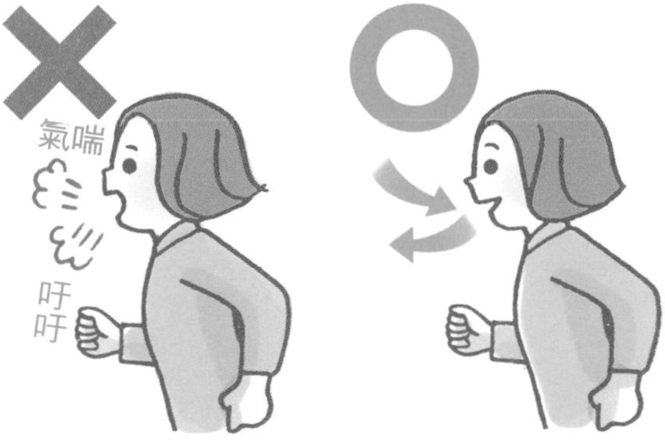

如果開始氣喘吁吁，就代表自己正以超出體力的步調在跑步。要將步調放慢到能夠自然呼吸的等級。

先從超慢跑十五分鐘開始

超慢跑一開始的目標是十五分鐘。沒有運動習慣的人若以會喘氣的步調跑步，大多撐不到五分鐘。就這一點而言，超慢跑要以全程能面帶微笑的步調跑步。持續跑十五分鐘，絕對不是高門檻。

假如無法持續跑十五分鐘，也可以分成數次跑步，像是分成三次，每次跑五分鐘等。如果以一週三次左右的頻率，持續兩週左右，身體應該就會漸漸適應跑步。

接下來的目標，是一天跑三十分鐘，尤其想減重的人，必須一天最少跑三十分鐘以上。當然，如果一次跑不完三十分鐘，即使一天分成三次，每次跑十分鐘，效果也幾乎一樣。最後，要以一天共超慢跑一小時為目標！

• 要階段性地逐漸增加跑步時間 •

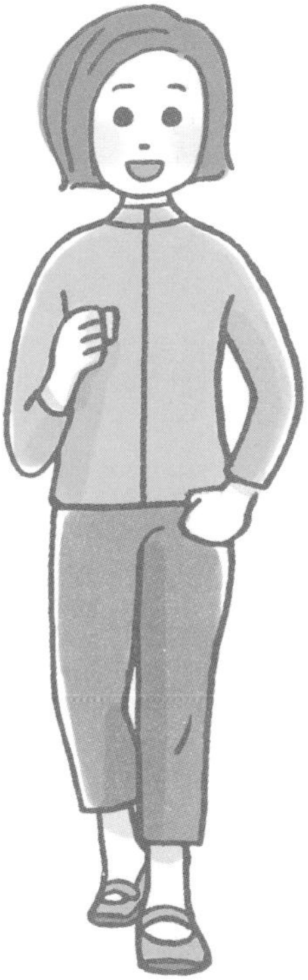

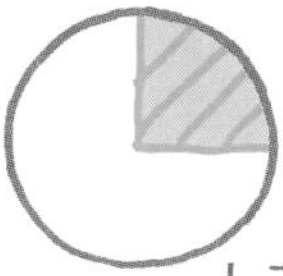

先從超慢跑十五分鐘開始。

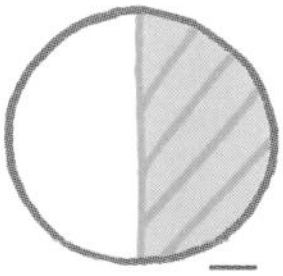

等到身體適應之後，以一天跑三十分鐘為目標！

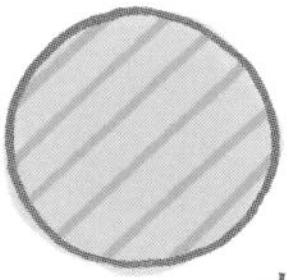

最終目標是一天超慢跑一小時！

配合生活型態，分次超慢跑

忙得抽不出完整的時間跑步，或者對體力完全沒有自信的人，建議採取分次超慢跑。像是趁通勤時或購物時跑幾分鐘，以積少成多的方法進行。假設一天總共要跑三十分鐘，分成十次各跑三分鐘就能達成。

舉例來說，在一小時的通勤過程中，融入約二至三次五分鐘的超慢跑，應該不太困難，往返就是四至六次。這麼一來，就跑了二十至三十分鐘。如果利用午休跑完不足的時間，一天跑三十分鐘根本不算什麼。只有幾分鐘的超慢跑，既不會流汗，也不必換衣服或穿特別的鞋子。

將超慢跑以不用勉強的方式融入生活中，也能獲得跟一口氣跑完三十分鐘同樣的效果。此外，下一頁介紹的是反覆以跑步、走路方式輪流進行的「超慢跑&健走」，也是一個建議採用的方法。

• 隨時都能超慢跑 •

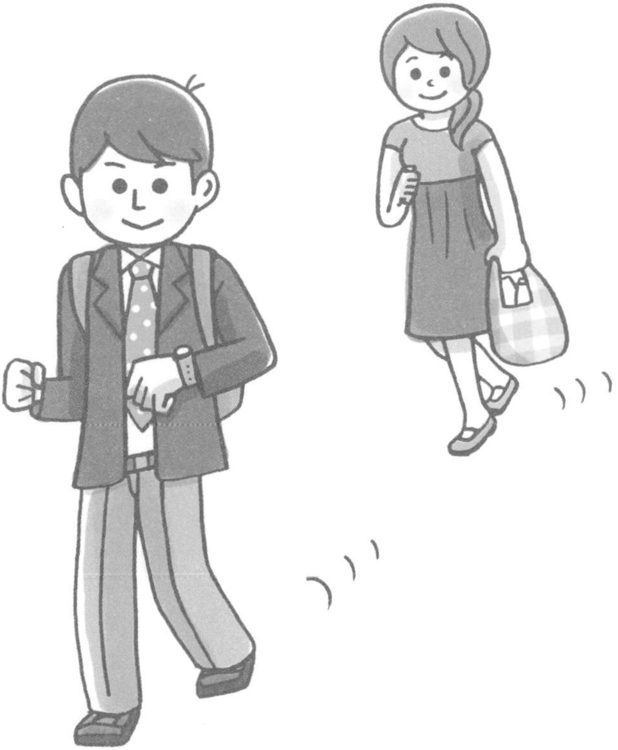

每次跑幾分鐘都沒關係。透過分次超慢跑，身體就會有明顯的改變。

靠超慢跑&健走瘦下來！

如果你沒有時間和體力，但是無論如何都想瘦下來，建議你在超慢跑一分鐘之後，快步走三十秒。每天進行一小時這種組合方式。當然，就算沒有連續進行一小時，分成好幾次進行也ＯＫ。

若是只持續跑一分鐘，在通勤或購物的途中很容易就能做到，就算是老人也能持續跑一分鐘。即使因稍微加快步調而感到疲累，但之後在走三十秒的過程中，體力就會恢復，所以再沒有體力的人，應該也能做到。

不要小看這區區一分鐘。日積月累下來，一定會帶來超慢跑的各種效果。

• 利用零碎的時間，進行超慢跑＆健走 •

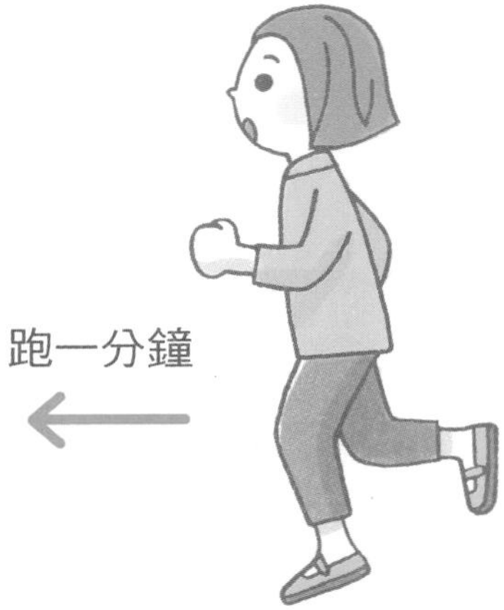

超慢跑一分鐘。距離約為
一百公尺。

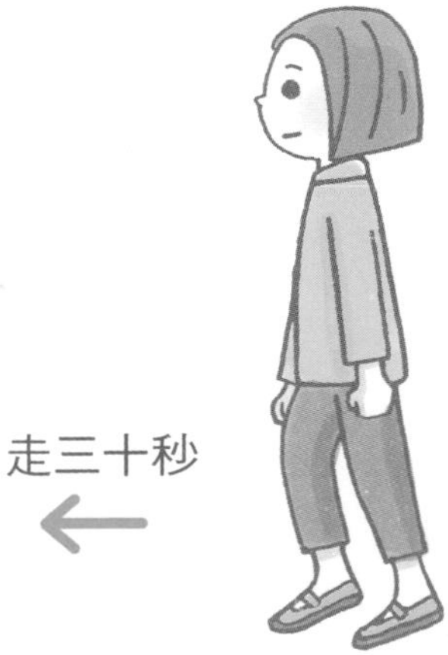

過了一分鐘後，換成健走。
快步走三十秒。

一天消耗的能量是三百大卡

一天超慢跑一小時所消耗的熱量，大約是三百大卡。國際肥胖學會也認同，如果消耗這麼多能量，一定會瘦。

不管是持續跑一小時、分次跑，或者以一分鐘的超慢跑加三十秒的走路方式運動達一小時，消耗的能量幾乎都一樣。關鍵就在於做與不做而已。

若將三百大卡的能量換算成食物，大約相當於一個漢堡、一片稍微大一點的巧克力蛋糕、一人份的菲力牛排。如果每天消耗這麼多能量，當然應該會越來越瘦。不僅會瘦，還會增加體力，所以在日常生活中的活動也會變得積極，養成越來越不容易胖的體質。

•若將三百大卡換算成食物•

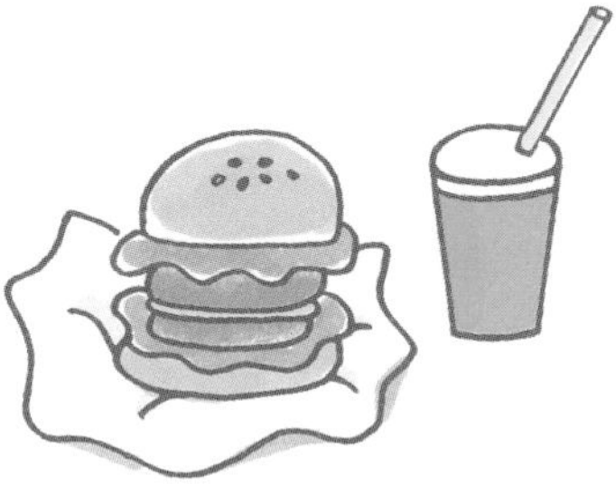

一個漢堡

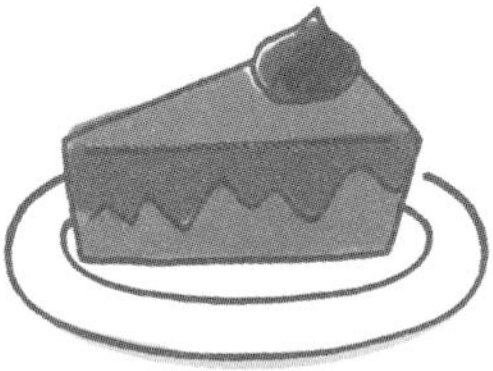

一片巧克力蛋糕

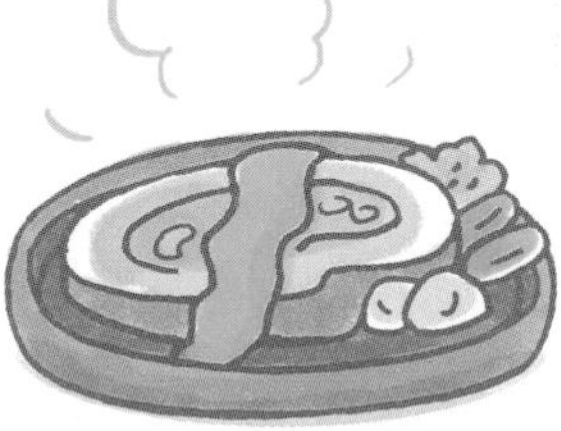

一人份的菲力牛排

輔助進行腳踏慢運動的音樂CD

在此，要介紹作者和製作有益身心健康的音樂專家，所共同合作的CD。這是以最適合超慢跑時聽的節奏——一百八十BPM（一分鐘一百八十下＝以一分鐘跑一百八十步的節奏）所製成。即使沒有一面數步數，一面跑步，也能夠一面聽音樂，一面跨出最適當的步數。這片音樂CD的一首曲子是十分鐘，包含了六首能逐漸提升動力的曲子，以及一首幫助緩和下來的曲子。

此外，我們還製作了搭配一分鐘的跑步和三十秒的健走，針對減重功效的CD。挑戰在三個月內減重的企業（九電工代謝問題對策小組）、運動普及團體NPO（spocolle），也正與作者、音樂CD製作公司Della合作，檢視使用這張CD後的結果。

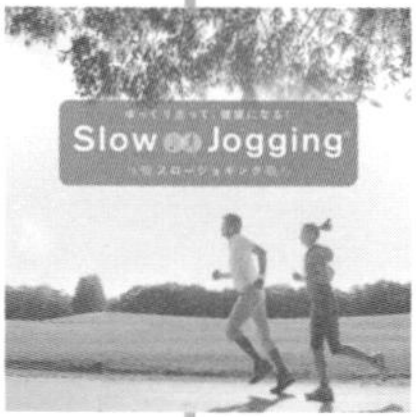

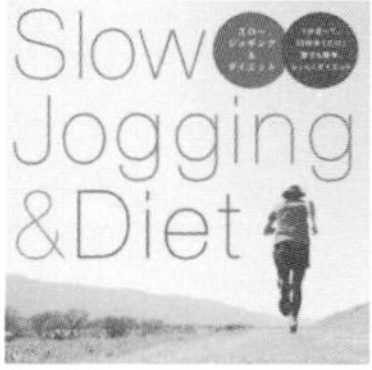

「超慢跑變健康！Slow JoggingR」
「Slow Jogging & Diet」
（2013年6月上市）
網址：www.della.co.jp

為何以「能夠面帶微笑的步調」跑步比較好呢？

因為好處多到說不完。
超慢跑不會疲累、
會變健康，
而且跑全程馬拉松也不
是夢想。

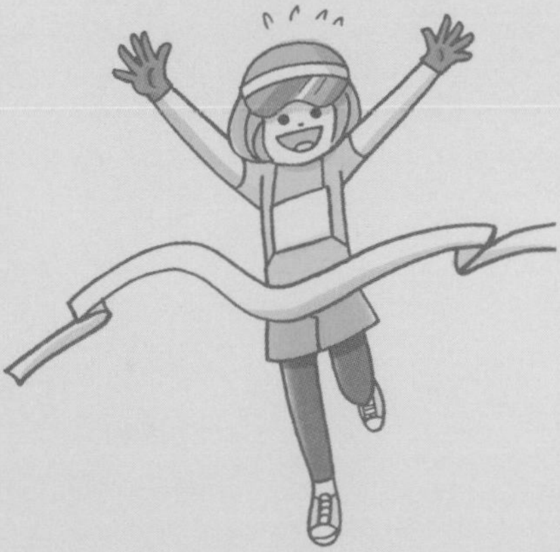

因為超慢跑比走路效果好

或許也有人會認為：若要以走路的速度跑步，那麼健走的效果不是也一樣？不過，即使移動同樣的距離，健走消耗的能量也只是超慢跑的一半。此外，體力增加之後，要靠健走消耗能量一定有限。因為若是時速在六公里以上，走路會變成一項相當艱辛的運動。與其快速走路，不如用跑的方式，比較不會對身體造成負擔，而且能夠有效率地運動。事實上，我任教的大學學生們平均會在時速六・五公里的速度就開始跑步。若是一般人，時速五・五公里左右就應該從健走換成跑步。

就這一點而言，超慢跑先從走路的速度開始，即使漸漸加快速度，也不會對身體造成負擔，始終是以能夠面帶微笑的步調進行、安全、對身體造成的負擔少，而且消耗的能量高，這些就是超慢跑的優點。

●隨著速度加快，健走會變得辛苦●

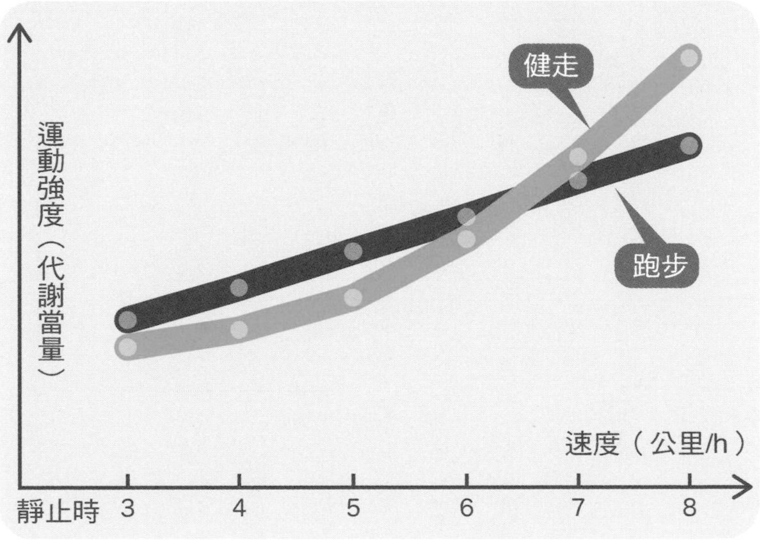

假設緩慢步行的速度是時速三公里，購物和通勤等於是時速四至五公里。到了六公里，就必須相當努力走才行。如果走很快，就會變成運動強度超過超慢跑的艱辛運動。這麼一來，就很難每天持之以恒。

因為是適合自己的步調，所以能夠持久

因為運動而感到疲累時，累積在肌肉的物質叫作「乳酸」。這是在肌肉使用能量時所產生的物質，一旦它的量增加，人就會感到費力。若是從非常輕微的運動開始，逐漸提升運動的強度，過了一個臨界點，這種乳酸的量就會急劇上升。因為短跑等運動，遠遠超過了這個臨界點，所以無法持久。

乳酸開始累積之前的臨界點，正是「能夠面帶微笑的步調」。這個臨界點會依體力、年齡、運動經驗等，因人而異。有人能夠面帶微笑地以時速七公里跑步，也有人只能以時速三公里的速度，面帶微笑地跑步。如果透過超慢跑，增加有氧運動的能力，就能增加邊跑邊微笑的速度。不要著急，先尋找適合自己的步調很重要。

●能夠面帶微笑的步調，會依年齡和體力而有所不同●

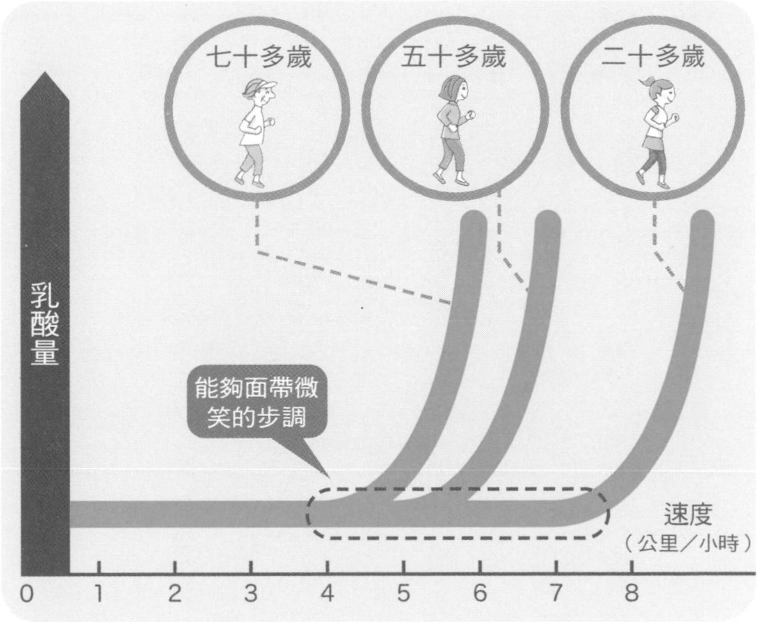

平均來說，二十多歲是時速七公里、五十多歲是時速五公里，而到了七十多歲，乳酸量在時速四公里就會逐漸增加（情況依個人而異）。雖說一樣是能夠面帶微笑的步調，但是速度會因人而差異甚大。掌握能夠邊跑還能笑著與人說話的速度，並搭配適合自己的步調，是享受超慢跑的重點。

因為是超慢跑，所以不容易疲累

四百公尺的田徑賽中，選手們在達抵終點之後，會精疲力盡。其主要原因是在上一頁介紹的「乳酸」。

其實，肌肉大致上分成二種，一種是擅長在瞬間迅速發揮大的能量，另一種擅長在長時間內發揮小的能量，這兩種肌肉混合存在於全身的肌肉中。前者的肌肉不需使用氧氣就能發揮能量，容易累積乳酸；而後者會使用許多氧氣，獲得能量，所以不容易累積乳酸。

像四百公尺賽跑這種需要瞬間爆發力的競賽，主要是使用前者的肌肉；而超慢跑這種長程超慢跑的運動，主要使用後者的肌肉。不容易累積乳酸，等於不容易疲累，也就是說，超慢跑是能以維持能夠面帶微笑步調所進行的運動。

● 超慢跑使用的是在長時間發揮能量的肌肉！ ●

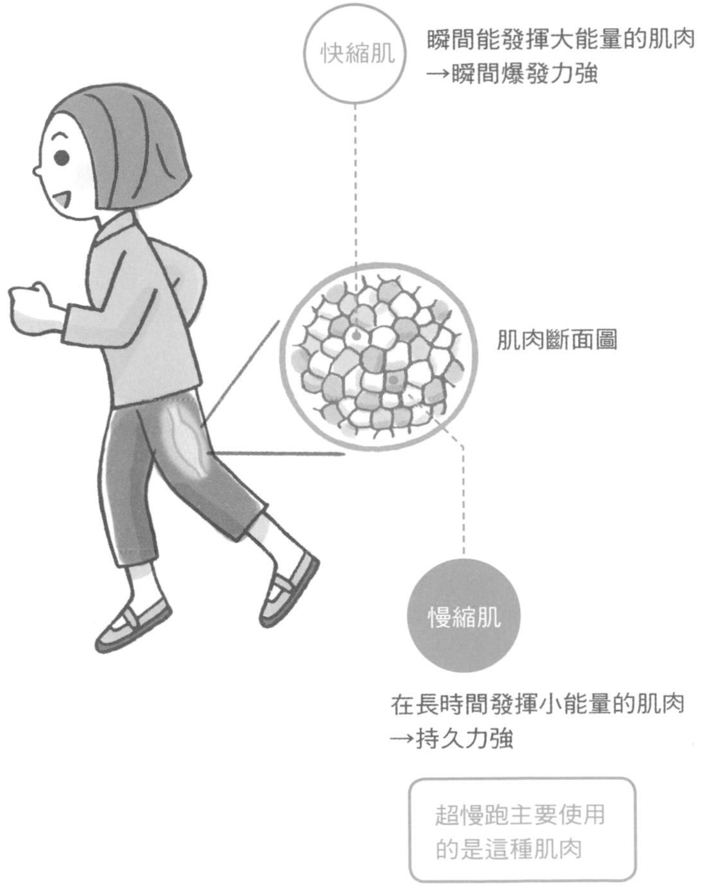

挑戰全程馬拉松也不是夢想

有不少人在開始超慢跑後不久，就參加全程馬拉松賽跑。我主辦的「市民學院」的學生為了減重，在開始跑步七個月後，就跑完了火奴魯魯馬拉松。

話說回來，全程馬拉松的步調就是能夠面帶微笑的步調，是一項不會氣喘吁吁，在不逞強的情況下跑完四十二．一九五公里的競賽。此外，為了持續跑那麼長的距離，就必須以不對肌肉造成多餘負擔的方式，不斷地運動。超慢跑對肌肉造成的負擔少，就這個層面來說，也適合全程馬拉松。

如果能夠面帶微笑的步調是時速六公里，七小時左右就能跑完全程馬拉松。若是時速七公里，大約是六小時；若是時速八公里，則是五個多小時。如果以能夠面帶微笑的步調，任誰都很有可能跑完馬拉松。

• 若以能夠面帶微笑的步調，就能跑完42.195公里！ •

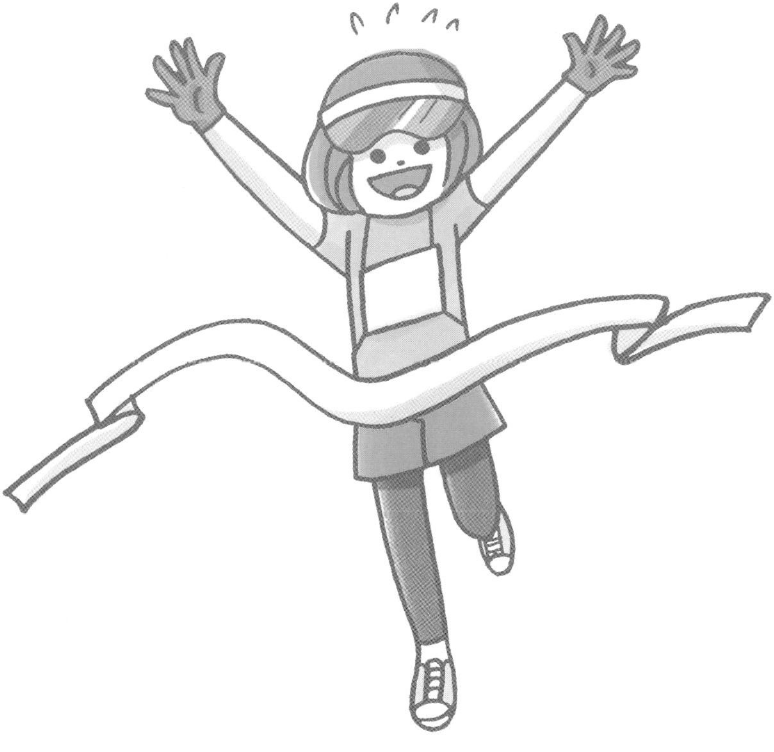

透過登階，預防阿茲海默症

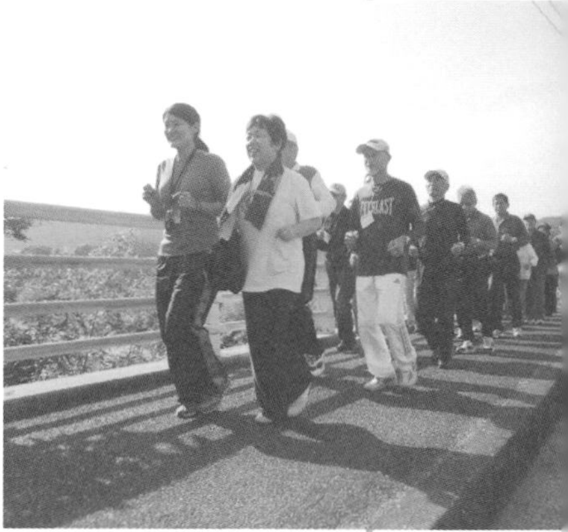

據說輕度知能障礙（MCI）的高齡者，約十%在一年後會惡化成阿茲海默症。但是，在大分縣進行的某些測試指出，登階或許能夠延緩惡化成失智症。

針對被診斷為MCI的高齡者，進行約五年的有氧運動和生活指導，經追蹤調查之後，發現不只發病率明顯下降，連記憶力也有所改善。

在這之後，我們從二〇一一年起，和福岡縣筑紫郡的那珂川町合作，著手指導MCI病患每週進行一百五十分鐘的登階運動，並且追蹤其過程的計劃。目標是讓阿茲海默症發病率降為零。如果證明登階運動能夠預防阿茲海默症，今後肯定也能夠找出預防阿茲海默症的方法。我們認為，對於逐漸邁入超高齡社會的日本而言，將會是一道曙光。

1 2 3

能夠以面帶微笑的步調進行的Q&A

踏步→登階→馬上想開始超慢跑的人，想進一步瞭解的問答集。

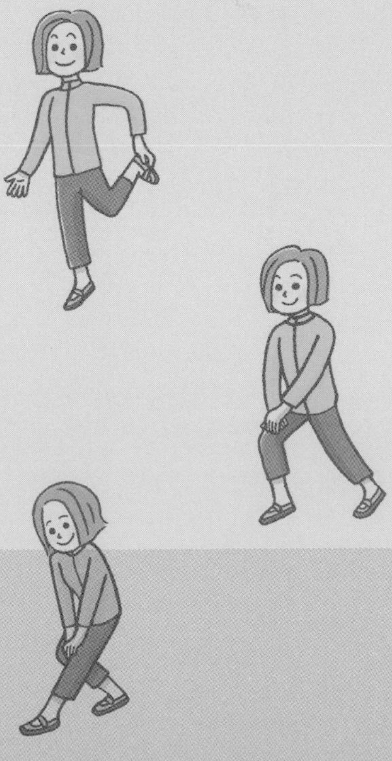

Q 該穿哪種鞋子才好？

A

為了吸收腳底的衝擊力，初學者的慢跑鞋一般是厚鞋底的鞋子。不過，這是假設以腳跟著地而設計的鞋子。原則上，慢跑是以前腳掌著地，所以鞋底厚的鞋子反而會使跑步的效率變差。

最近，市面上也漸漸出現為前腳掌著地所設計的鞋子，但是要盡量選擇鞋跟薄的鞋子。重點在於要選擇腳跟部位的包覆性佳、腳尖略為寬鬆的尺寸，因為著地時，就能以腳趾站穩，不容易對腳造成多餘的負擔。如果腳尖覺得有點緊，那就表示尺寸或款式不適合。購買時請一定要試穿，挑選適合自己的鞋子。

• 選擇最適合前腳掌著地、鞋跟薄的鞋子 •

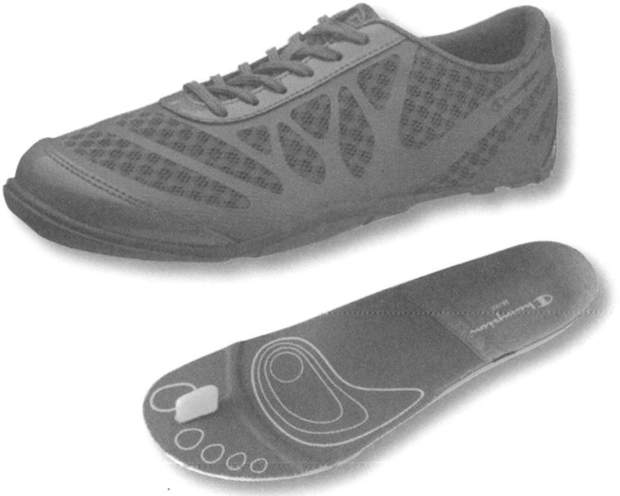

這款在日本所販售的Champion Finalist 001慢跑鞋，腳尖部分有能夠穿脫的鞋帶零件。以每前進一步，腳趾就會抓住鞋帶的動作，養成腳原本就具備的機能。

Q 每天跑步比較好？

A

理想上，建議每天跑步。不過，身體不適或沒心情跑的時候，不建議勉強自己。若是變成一種強制性的事，就會失去了跑步的樂趣。

如果一週至少進行三次一小時的超慢跑，體力和有氧運動的能力應該就會確實提升。此外，知道今天無法一口氣跑完時，趁通勤時和休息時間分次跑一分鐘也是一種方法。

太過堅持每天跑步，也有可能會無法持久。重要的是要持之以恆，就算中間有休息的時候，也勝過每天不間斷地跑步。也就是一週、一個月跑了多少的量，其實是比較重要的。請思考你一共跑了多少時間和距離，讓衝勁能延續下去。

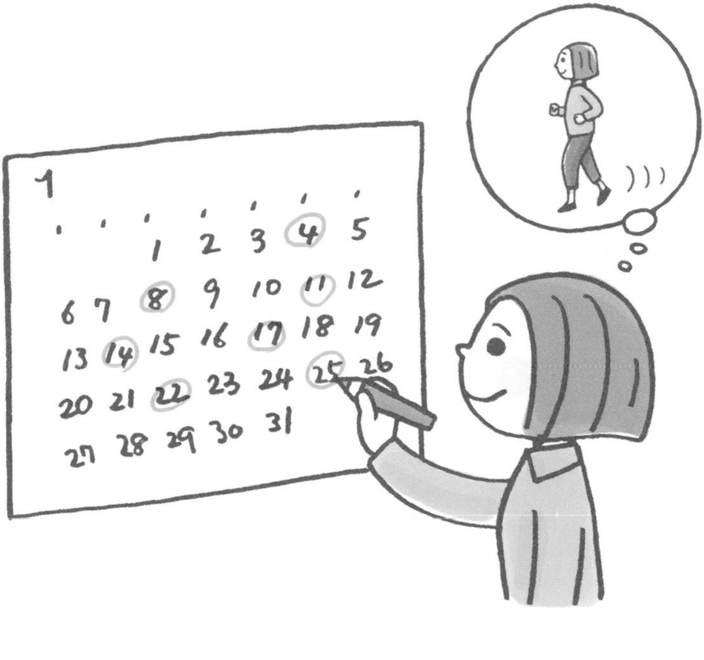
1
1 2 3 4 5
6 7 8 9 10 11 12
13 14 15 16 17 18 19
20 21 22 23 24 25 26
27 28 29 30 31

Q 跑步前需要做暖身操嗎？

A

若要做辛苦的運動，在突然以全力活動身體之前，必須先進行暖身。而超慢跑可說是相當於暖身的輕鬆運動，所以，當然不需要在暖身前再做暖身。不過，在冬天氣溫低的日子，或是肌肉僵硬的時候，要先走幾十公尺左右之後，再慢慢地開始跑。我想，做這種程度的暖身也無妨。

開始跑之前不必做暖身運動，但是跑完之後，就另當別論。要盡量養成做收操運動的習慣，原因是為了避免肌肉累積疲勞。

建議做左頁這種伸展操。慢慢伸展大腿、小腿、臀部等這些超慢跑時會使用到的肌肉十五至三十秒左右，讓肌肉放鬆。

● 跑完後進行的三種伸展操 ●

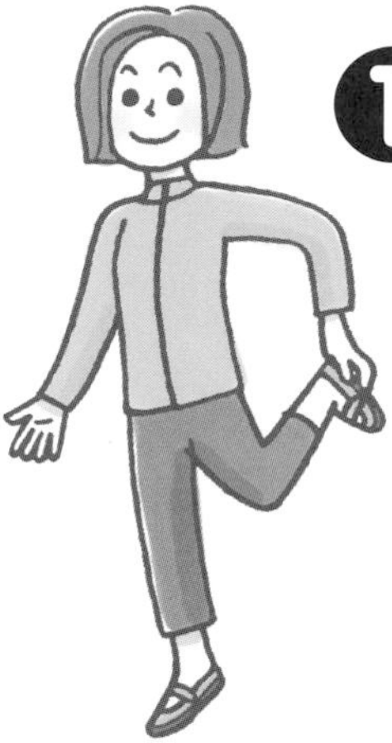

1

伸展大腿前側。用手抓住同一側的腳，使之盡量靠近臀部。如果姿勢不穩的話，請將另一隻手扶著扶手或牆壁進行。

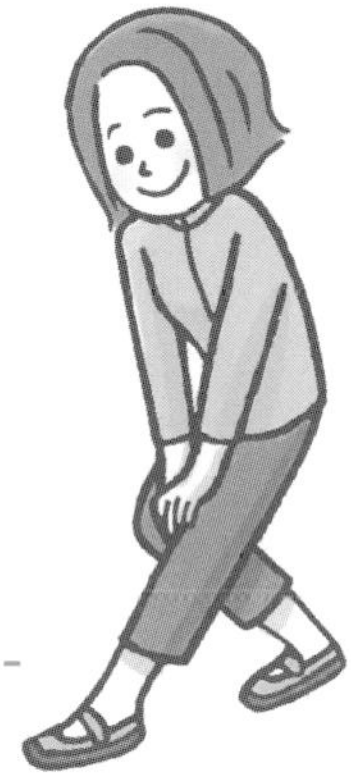

2

伸展臀部、大腿、小腿。將一隻腳往前伸直，另一隻腳屈膝往後。雙手放在膝蓋上，採取前傾的姿勢。

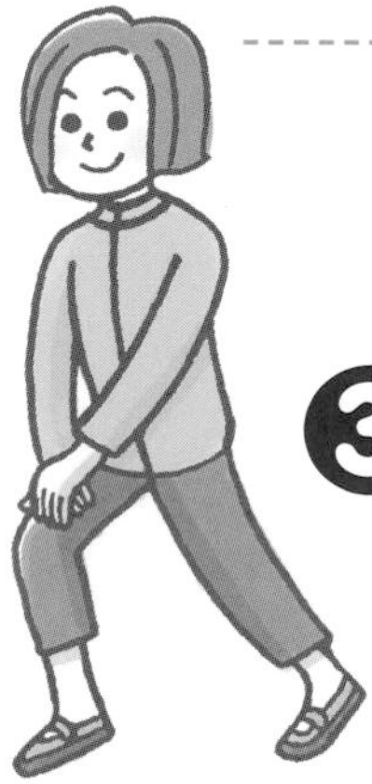

3

伸展小腿。雙腳大幅地前後打開，雙手放在前腳的大腿上，彎曲膝蓋，後腳盡量伸直。雙腳的腳尖朝向同一個方向。兩隻腳要換邊進行。

Q 該在哪個時間跑步？

A

因為每個人的生活型態不同，適合跑步的時間因人而異。事實上，什麼時候跑步都沒關係。如果忙碌的時候，硬是要抽出時間持續跑步的話，就容易形成壓力。無論是早晨跑步、通勤跑步、午休跑步、晚間跑步，或者是分次跑步、跑一分鐘都行。總之，重點是要在每天最有空的時間持續跑步。

以我來說，我會盡量充分利用早上的時間。只跑三十分鐘也不要緊，總之是在早上跑步，剩下的三十分鐘趁每次去上廁所時跑一分鐘，或者回家時分次跑步，就能完成一天一小時的超慢跑。這樣我就不必擔心因為早上沒辦法跑步，否則當天的進度就會像是發生骨牌效應似地不斷延後，所以對我而言，這個時段好像最適合。

●從早中晚的不同時段，找到自己方便跑步的時間●

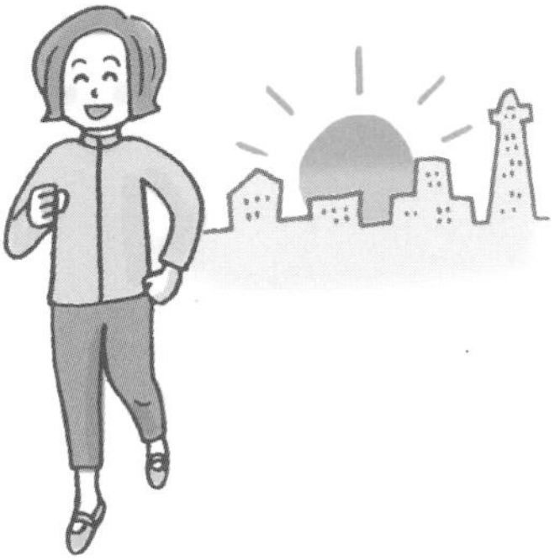

早上

稍微早起，有充裕的時間跑步，展開一天的生活。

中午

以散步的心情，在午休等時間跑步，放鬆身心。

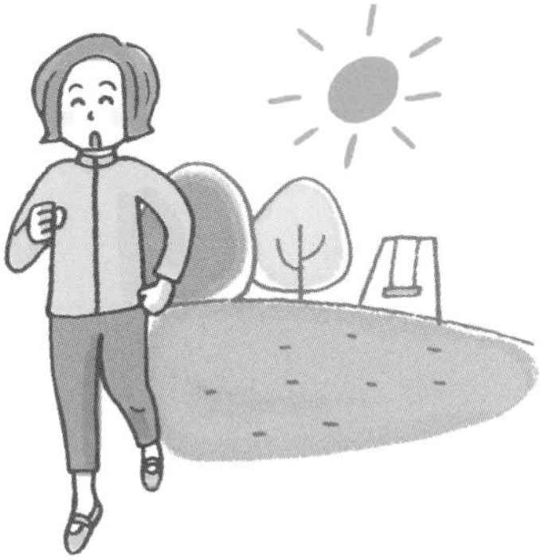

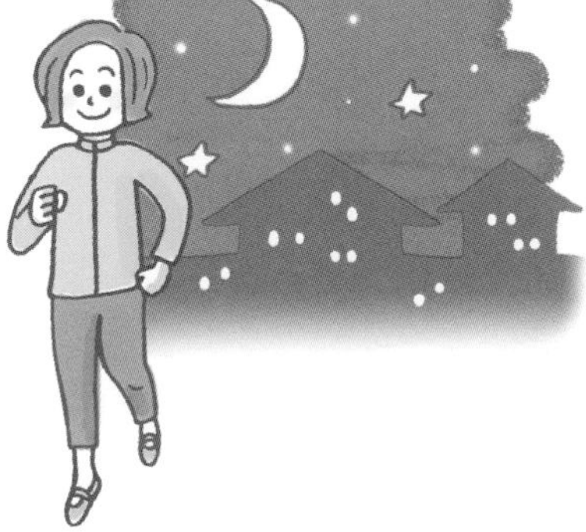

晚上

回家時或是回家後，在附近跑步，跑完後就回家直接洗澡！

Q 飲食要注意哪些事？

A

基本上，若是持續跑步，即使沒有非常嚴格地控制飲食，也不用擔心發胖。如果每天完成三十分鐘到一小時的超慢跑，就可以吃自己愛吃的食物。

相對地，沒有跑步的日子，飲食就必須稍微注意。建議將作為主食的碳水化合物減少為平常的一半。假設一碗白飯是一百五十克，它的熱量大約是二百五十大卡。如果將它減半，一天的量就是一碗半。相較於平常所吃的熱量，大約會減少三百多大卡。這是有超慢跑的日子所消耗的熱量。

在沒有跑步的日子，將主食減半；有跑步的日子，飲食還是要有所節制，不要吃太多自己愛吃的食物。若是遵守這個簡單的法則，應該就能維持最佳體重。

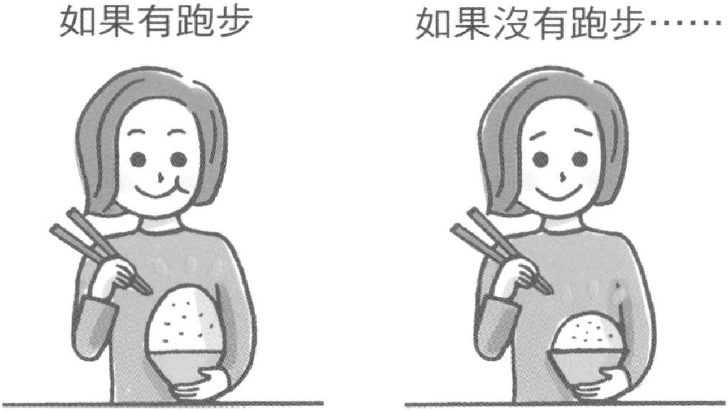

沒有跑步的日子，將主食減半。外食的情況下，要請餐廳將份量先減半，或者刻意剩下些食物。最好避免吃難以自行調節分量的麵類，比較安全。

Q 不用擔心復胖嗎？

A

我想，如果養成超慢跑的習慣，復胖的可能性就相當低，這從老鼠的實驗中便能推測得知。

觀察改變每天運動時間長短，並讓它們能夠自由進食下所飼養的老鼠，如果運動超過一小時以上，其進食量會隨著運動時間遞增而增加，但是不可思議的是，它們的體重卻幾乎沒有改變。相對地，如果老鼠運動不到一小時，其進食量會隨著運動時間減少而增加，體重也會逐漸增加。雖然還不清楚造成這項結果的原因，但是某種程度的運動，的確可能會讓身體自動地控制食慾，進而維持一定的體重。

人也是一樣，有跑步的日子，身體會自動調整食慾。如果在沒有跑步的日子，刻意遵守吃八分飽的規則，幾乎就不用擔心會復胖。

● 食慾和體重會依運動時間而改變！ ●

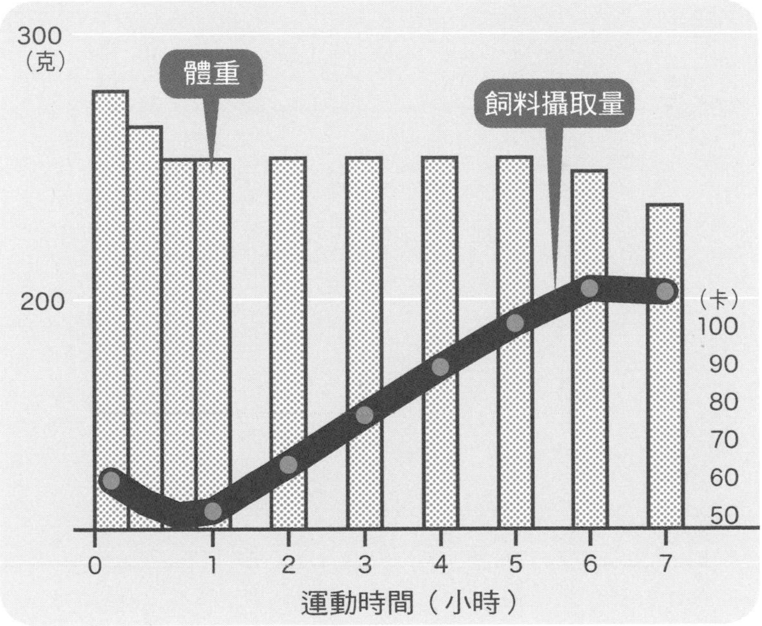

改變老鼠每天運動時間的長短，並讓老鼠自由吃飼料，再觀察其進食量和體重變化。在一到五小時內，進食量會隨著運動量的遞增而增加，但是會維持一定的體重。相對地，若是運動不到一小時，越不運動，會吃越多，體重也明顯地逐漸上升。

（資料來源）Mayer: Amer. J. phsiol., 1954

尋找能做腳踏慢運動的健身房

如果想到健身房進行腳踏慢運動的人，不妨向KONAMI SPORTS CLUB（網址：www.konamisportsclub.co.jp）〈Konami Sports & Life股份有限公司／東京都品川區〉詢問看看。這裡有和作者合作，使用專為登階開發的踏階（參閱第二十九頁），並能夠接受專家指導的課程。

此外，在位於大阪豐中市的健身俱樂部——WellnessBank（CJN股份有限公司／東京都澀谷區），能將運動者的數據直接傳送到作者研究室。健身房裡設置了具特殊規格的有氧飛輪車，並有「慢運動課程」觀察運動者踩飛輪車的數據。

嚴格來說，能夠面帶微笑的運動步調因人而異，但標準都是要避免感到痛苦。這是一個劃時代的設計系統，能夠得知運動者會心跳加速、會造成身體負擔的數值。我們正在計劃，希望今後這種能讓人知道是否面帶微笑進行運動的健身房，可以像便利商店一樣，設置在住家附近，並在全日本拓點。

想要妥善利用能協助自己運動的健身房，進行正確且持久腳踏慢運動的人，請前往試試看。

1 2 3

透過腳踏慢運動，獲得幸福

實踐田中宏曉的方法，使大腦、身心都重獲健康的三個成功案例。

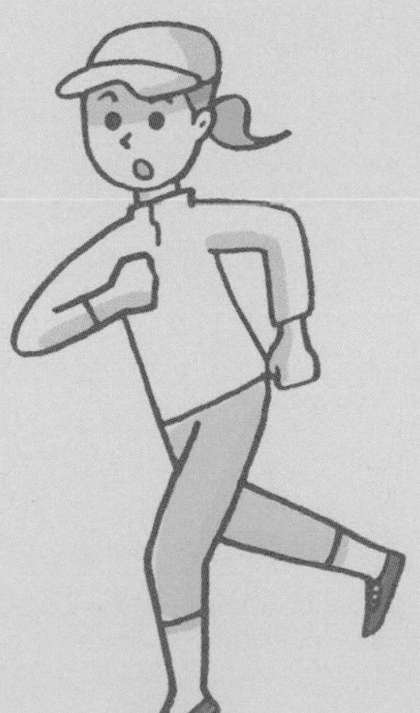

案例1

擺脫代謝問題，朝跑完馬拉松的夢想邁進！

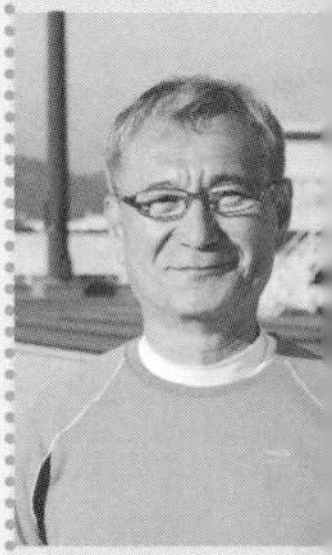

小橋洋治（六十四歲）

在九年前，我的體重是九十六公斤。我自己也覺得，要是胖到一百公斤就危險了，於是我進行了吃瘦身湯等飲食療法，以自己的方式努力減重。我住在福岡縣春日市，從事防黴工程的工作。在二〇〇九年，從NHK《老師沒教的事》的節目中，得知任教於福岡大學田中宏曉教授的超慢跑訊息，也很有興趣。隔年，我參加了田中教授主辦的「跑完火奴魯魯馬拉松！」這個特別講座。

我當時沒有什麼運動經驗，覺得跑馬拉松是天方夜譚。總之，消除代謝問題是我的首要目的。我遵照田中教授的指導，持續超慢跑。為了掌握前腳掌著地的感覺，我穿著膠底布襪在公園跑步；為了掌握「輕鬆」的步調，也一再地在錯誤中摸索。

如今，我能夠面帶微笑運動的步調是一公里跑八分五十秒左右，但一開始的時候，是一公里跑十一分鐘、會被散步的人超前的步調。穿著膠底布襪超慢跑，而且不斷被周圍的人超越，實在令我感到很丟臉。

我在特別講座中是後段班的程度，大家一起跑步的時候，我總是吊車尾。儘管如此，在持續跑步的過程中，我的體重開始漸漸下降，並在超慢跑的一年內，降到六十九．五公斤！衣服的尺寸從XL變成M，驗血的結果也一切正常，而且身體變得輕盈。以前爬樓梯爬到三樓就喘得上氣不接下氣，但是如今爬十四樓也臉不紅、氣不喘。

看到身體的改變之後，我產生了跑馬拉松的念頭。於是去年，我終於參加火奴魯魯馬拉松，而且跑完全程！

我現在以自己的步調，持續著每天進行一小時到一小時半的超慢跑。不想跑的時候就不跑，想跑的話就開始跑。我想，這就是持之以恆的祕訣。

案例 2

透過超慢跑，克服了憂鬱症

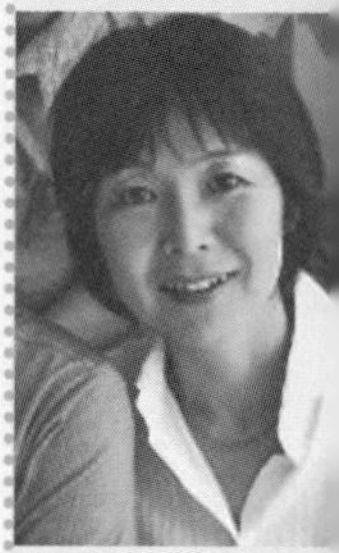

樋口直美（五十歲）

我在九年前被診斷出罹患憂鬱症，當時我四十一歲。在那之前，我就持續好幾年身體不適，被診斷出憂鬱症時，無法工作和做家事的疲勞感、頭痛、失眠、記憶力和注意力低下，令我煩惱不已。

我持續進行藥物治療，但是症狀沒有完全消失，也自行嘗試了瑜珈、呼吸法、散步等健康法。雖然對於改善失眠有效，但若是受到壓力就會再度惡化，五年內病情起起伏伏、反反覆覆。

在這個時候，我得知了田中宏曉教授的超慢跑，聽說「透過跑步，原本萎縮的大腦有部分會變大，具有提升判斷力、決斷力、記憶力等大腦機能的功能。」我想，這對於改善憂鬱症應該也有效，於是我開始超慢跑。這時，我進行的只是一般的超慢跑，但是症狀漸漸改善，半年後就成功停止服用抗憂鬱劑。

後來，我因為要遠距離看護母親而中斷運動，再度開始跑步是在二〇一一年。這次看了教授的書後，開始用前腳掌著地、小步伐的「正確超慢跑法」。每天持續超慢跑後，漸漸能夠強烈地感受到跑完後的快感。一個月後，我感覺身心變輕盈，恢復到過去健康時的狀態。

即使心浮氣躁，或者發生傷心難過的事，跑完之後，心情也會不可思議地改變。我長年受到腦中忽然浮現討厭回憶折磨的症狀，也完全消失了。我切身感覺到，透過超慢跑，大腦中的某個部分確實改變了。

超慢跑是會使大腦、身心健康的好運動，也具有預防失智症和延緩其惡化的效果。我希望更多人能接觸這項運動，所以持續在部落格或留言板發送資訊。在我以「shiba」這個名字所寫的部落格中，詳細地介紹了超慢跑（※註）。

※註：「罹患路易氏體失智症的母親　讓措手不及的我開始了遠距離看護」
http://nonohana7.blog134.fc2.com

案例③

長年困擾我的高血壓，戲劇性地獲得改善

K・K先生（七十八歲）

我住在台灣。過了七十歲之後，或許是因為年齡的關係，身體狀況一直不甚理想。嚴重的高血壓和頭暈等症狀困擾著我，六年前原本要預定前往日本旅行，但是因為身體狀況出問題而取消。從二〇〇九年的春天開始，腰痛發作，一週要往返醫院做三次復健，但是狀況幾乎不見改善。

其實在那之前，我為了治療老症頭，每天早上都去公園一小時半左右，嘗試各種運動。像是氣功之一的「吐納術」呼吸法、歐美和日本的健康體操、少林寺的「八段錦」等。

二〇〇九年，我從電視上得知田中宏曉教授的超慢跑之後，便試著將這些運動搭配十分鐘左右的超慢跑，結果還是不見理想。

因此，我從二〇一一年起下定決心，只專心超慢跑。每天早上超慢跑三十分鐘。無論颳風下雨，每天都不曾間斷，就這樣持續跑了四個月。

在過了將近五週後，我看見了令人開心的結果。首先，原本九．五mg／dl的尿酸值下降至六．八mg／dl。此外，原本二五六mg／dl的總膽固醇值下降至一六七mg／dl，變成了正常等級。

最令我驚訝的是，困擾我超過十年的痼疾——高血壓改善了。在持續超慢跑的過程中，血壓明顯地逐漸下降。當然，因為我之前一直在服用降血壓藥，所以這下血壓反而變得太低。如今，我不用借助降血壓藥，就能將血壓維持在收縮壓一〇〇至一二〇mmHg、舒張壓五十五至七十七mmHg的穩定狀態。

（摘錄自寫給作者的信）

身體文化 119

腳踏慢運動：瘦更快，活更久，腦力更年輕

作　　者—田中宏曉
譯　　者—張智淵
責任編輯—郭香君
執行企劃—張燕宜
封面、內頁版型設計—比比司設計工作室
封面、內頁插畫—加藤馬卡龍
董 事 長
發 行 人—孫思照
總 經 理—趙政岷
副總編輯—丘美珍
出 版 者—時報文化出版企業股份有限公司
10803台北市和平西路三段二四〇號四樓
發行專線—（〇二）二三〇六—六八四二
讀者服務專線—〇八〇〇—二三一—七〇五
（〇二）二三〇四—七一〇三
讀者服務傳真—（〇二）二三〇四—六八五八
郵撥—一九三四四七二四時報文化出版公司
信箱—台北郵政七九～九九信箱
時報悅讀網—http://www.readingtimes.com.tw
電子郵箱—history@readingtimes.com.tw
第一編輯部臉書 http://www.facebook.com/readingtimes.fans
流行生活線臉書 http://www.facebook.com/ctgraphics
法律顧問—理律法律事務所　陳長文律師、李念祖律師
印　　刷—盈昌印刷有限公司
初版一刷—二〇一四年三月十四日
定　　價—新台幣二〇〇元
⊙行政院新聞局局版北市業字第八〇號

國家圖書館出版品預行編目（CIP）資料

腳踏慢運動：瘦更快，活更久，腦力更年輕 / 田中宏曉著；張智淵譯.
-- 初版. -- 臺北市：時報文化, 2014.03
面；　公分
ISBN 978-957-13-5896-3（平裝）

1.健康法　2.運動健康

411.1　　103000630

NOSAIBOU GA FUERU! HONTOU NI SUGOI! SLOW STEP

Edited by MEDIA FACTORY
First published in Japan in 2013 by KADOKAWA CORPORATION, Tokyo.

ISBN 978-957-13-5896-3
Printed in Taiwan